Elena García Alonso

La Sonrisa de los Árboles

Enseñanzas de nuestros árboles maestros

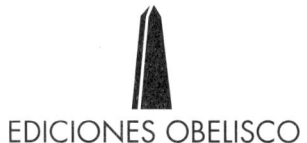

Si este libro le ha interesado y desea que le mantengamos informado
de nuestras publicaciones, escríbanos indicándonos qué temas son de su interés
(Astrología, Autoayuda, Ciencias Ocultas, Artes Marciales, Naturismo,
Espiritualidad, Tradición…) y gustosamente le complaceremos.

Puede consultar nuestro catálogo en www.edicionesobelisco.com

Colección Espiritualidad y Vida interior
La Sonrisa de los Árboles
Elena García Alonso

1.ª edición: noviembre de 2018
2.ª edición: marzo de 2025

Corrección: *M.ª Jesús Rodríguez*
Diseño de cubierta: *Isabel Estrada*

© 2018, Elena García Alonso
(Reservados todos los derechos)

© 2018, Ediciones Obelisco, S. L.
(Reservados los derechos para la presente edición)

Edita: Ediciones Obelisco, S. L.
Collita, 23-25. Pol. Ind. Molí de la Bastida
08191 Rubí - Barcelona - España
Tel. 93 309 85 25 - Fax 93 309 85 23
E-mail: info@edicionesobelisco.com

ISBN: 978-84-9111-402-4
Depósito Legal: B-25.232-2018

Printed in Spain

Impreso en los talleres gráficos de Romanyà/Valls S. A.
Verdaguer, 1 - 08786 Capellades - Barcelona

Reservados todos los derechos. Ninguna parte de esta publicación, incluido el diseño
de la cubierta, puede ser reproducida, almacenada, transmitida o utilizada en manera alguna
por ningún medio, ya sea electrónico, químico, mecánico, óptico, de grabación
o electrográfico, sin el previo consentimiento por escrito del editor.
Diríjase a CEDRO (Centro Español de Derechos Reprográficos, www.cedro.org)
si necesita fotocopiar o escanear algún fragmento de esta obra.

¿Quién dice que todo está perdido?…
…Yo vengo a ofrecer mi corazón…

ENTRANDO EN LA INTELIGENCIA VITAL, A MODO DE PRÓLOGO

Inicias la lectura de un libro que te sorprenderá porque jamás has leído algo igual. Este libro es una forma de viaje a un conocimiento ancestral pero que permanece oculto para la mayoría de las generaciones de la humanidad de los últimos milenios. Esta obra contiene una sabiduría que transciende nuestro raciocinio y que nos muestra cómo vivir de una forma sencilla si nos lo proponemos.

No lo dudes, estás iniciando el viaje hacia *La Sonrisa de los Árboles* dirigido por su autora, una mujer común y corriente, madre de vocación, con un don que ha cultivado con los años siguiendo un tortuoso camino desde el corazón. Un camino auténtico en el que su acercamiento a los elementos naturales y a las herramientas del Sol han permitido que, finalmente, Elena García, firme este testimonio sincero y único. Así que estás ya siguiendo las letras de una invitación no para que las aprendas sino para que las experimentes y las comuniques a los cuatro vientos si te apetece. La verdad que subyace en este libro puede que te parezca algo esotérica y sin embargo es bien real: la oportunidad de comunicarnos con los árboles.

La mayoría de los seres humanos hemos crecido con el convencimiento de que somos los únicos con capacidad de pensar y de que poseemos el don de la llamada inteligencia. Además tenemos la certeza de que las plantas, los árboles, son simples elementos de la naturaleza que desempeñan determinadas funciones biológicas y poco más.

El reino vegetal fue el primero en aparecer en el planeta Tierra y como tal ha evolucionado para sobrevivir a múltiples cataclismos cósmicos que han cambiado el curso de la evolución en diferentes momentos de una forma drástica. A pesar de esta presencia obstinada de los vegetales, los representantes del reino animal nos consideramos superiores por nuestra capacidad de movimiento y de expresar emociones mediante los sonidos. Somos mucho más jóvenes que la mayor parte de los árboles que habitan en el planeta y seguimos pensando que lo dominamos. La ciencia empieza ahora a desmontar los cimientos de la arrogancia «inteligente» que nos caracteriza.

La inteligencia animal se tambalea frente a la inteligencia vegetal, la cual está siendo demostrada con el método científico. Lógicamente, nos cuesta aceptar que los miles de cerebros coordinados en las puntas de las raíces de las plantas puedan ser superiores a una pieza sofisticada como el cerebro humano, un monumento a la inteligencia cósmica. Así que por primera vez nos enfrentamos al reto galáctico de aceptar que la inteligencia no es un patrimonio común del ser humano.

Hay muchas realidades que se nos escapan por sutiles. La de la comunicación con otros seres vivos que no sean humanos es una de ellas. Hay miles de evidencias que demuestran que dicha comunicación no sólo es posible, sino que también hay pruebas de ello como lo atestigua lo poco que nos ha llegado (en el caso de Occidente) de la cultura druídica por citar una tradición europea.

En todas las culturas humanas ha habido comunicación con los árboles y en muchas partes del planeta este conocimiento sigue anclado en algunas culturas indígenas. *La Sonrisa de los Árboles* es el legado de una persona que posee en grado superlativo esta especial capacidad sensorial de comunicarse con el espíritu de los árboles que todas las personas tenemos. La única diferencia es que en el caso de Elena García, durante más de ocho años, ha experimentado dicho don y luego lo ha compartido con decenas y decenas de participantes en sus talleres. Este libro es, pues, el testimonio de esta vivencia única y compartida para que podamos experimentarla quienes resonamos con la certeza de que la inteligencia es inherente a la vida, aunque se exprese de muchas maneras, ya que en nuestro ADN celular reside la forma en que se traducen estos lenguajes naturales que en primera instancia nos parecen incomprensibles.

Yo, como biólogo, educado en el paradigma científico, además de experimentar impresionantes vivencias con los árboles al lado de Elena, he seguido muy de cerca los trabajos del equipo científico de Stefano Mancuso. Quizá por todo ello puedo albergar esperanzas ante el hecho de que sus experimentos nos ponen frente a la realidad de aceptar que las plantas son igual de inteligentes que los seres humanos. El estudio de la inteligencia vegetal arroja, según este investigador italiano, «luz sobre un aspecto muy interesante del estudio acerca de la inteligencia en general. Por decirlo en pocas palabras, al indagar en las características de la inteligencia vegetal resulta evidente la dificultad que tiene el ser humano para comprender los sistemas vivos que razonan de una manera distinta a la suya. Se diría que sólo es capaz de apreciar inteligencia parecida a la humana».

Los estudios de Stefano Mancuso muestran que las plantas tienen células funcionalmente parecidas a nuestras neuronas que se comunican con señales químicas, toman decisiones, se muestran altruistas y también manipuladoras. Estas células asimilables a las neuronas animales se ubican en la punta de las raíces y cada planta tiene millones de ellas. Esta red neuronal vegetal posee como característica principal la de trabajar en red en el momento de definir las estrategias a tomar. Las plantas, a falta de movimiento, suplen esta aparente contrariedad haciendo algo mucho más poderoso que es cambiar su entorno cuando éste se vuelve adverso. Las plantas son capaces de producir moléculas químicas para que sus enemigos se indigesten e incluso puedan ser eliminados, pero también sabemos que generan sustancias que atraen a los animales para que fecunden sus flores. Lo más interesante es que cerca del 99,6 por 100 de todo cuanto está vivo en nuestro planeta pertenece al mundo vegetal. Por tanto, no es de extrañar que en realidad los animales dependamos de las plantas, hasta tal punto que nuestra salud puede ser modificada por las sustancias vegetales. Dichas sustancias pueden ser sanadoras, tóxicas y alucinógenas. Con ellas los seres humanos podemos modificar nuestro estado de conciencia. En fin, que sobran pruebas para afirmar rotundamente que las plantas tienen inteligencia y que nuestro respeto por ellas debería ser mayor del que les tenemos, desde los árboles hasta las hierbas anuales.

Si la inteligencia vegetal en el ámbito científico está aflorando, *La Sonrisa de los Árboles* da un paso más. Su lectura nos da las claves de cómo interactuar con estos seres vivos que nos acompañan tan estrechamente. No olvidemos que en la tradición popular se dice que «plantar un árbol» en la vida es tan importante como tener un hijo.

Hace ya muchos lustros, me encantaba encaramarme a los árboles, no tanto al estilo del personaje de *El Barón Rampante* de Italo Calvino, sino más bien como refugio emocional. Me subía a la copa de un árbol y en su regazo me quedaba horas. Habitualmente eran pinos, ya que era el árbol más común en donde me encontraba. Era feliz al notar la brisa que corría entre sus hojas. Me gustaba permanecer escondido entre su copa porque mis problemas de niñez desaparecían cuando estaba acurrucado en las ramas de los pinos. Más tarde, frecuenté el platanero pues era más asequible a la cercanía de mi hogar y, ocultado por sus anchas hojas, aprendí a pensar ya que en numerosas ocasiones pasaba así las horas. Mientras permanecía en las alturas tenía la sensación de que hablaba conmigo mismo y en la mentalidad de adolescente esto ya era reconfortante porque a todos los problemillas que tenía, allí subido, les daba la vuelta y al final me hacía con otra perspectiva y no precisamente por estar en las alturas. Como es lógico, el estímulo de las perspectivas que me ofrecían las ramas de la copa de los árboles perfeccionó mi arte de trepar a ellos hasta ser casi comparable con el de los gatos.

Nunca comprendí el porqué del estado de felicidad que me embargaba cuando dejaba transcurrir las horas entre pinos o mis elucubraciones filosóficas encaramado a los plataneros. Luego vino la universidad y tras ella se inició la vida laboral y con esta última los árboles fueron quedando en un segundo plano. Es lo que tiene a veces ser adulto, uno piensa que hay comportamientos que deben desecharse por infantiles. Así perdí durante lustros la amistad de los árboles. Y si bien es cierto que por razones laborales siempre he estado cerca de ellos, muchas veces me invadía el instinto de trepar a sus alturas, pero todo se quedaba en un recuerdo de juventud. La proximidad de la infancia y la adolescencia se había esfumado a causa de las convenciones sociales.

En este mi periplo por el planeta Tierra llegó 2009, año en que participé en un Taller de comunicación con los Árboles de Elena y Joan en La Vall de la Pedra. En aquella ocasión nos tocó el pino como primer árbol y a uno de ellos me dirigí. Tras solicitar su permiso el mensaje fue claro: «Venga, súbete, como en los viejos tiempos». Y así lo hice sin pensarlo y con aquella agilidad propia del pedaleo en bicicleta que nadie olvida. En lo alto de su copa pasé 45 minutos de felicidad. Fue el redescubrimiento y a la vez la confirmación de que sólo con los ojos de la niñez podemos comprender el mundo que nos rodea.

Pero no he escrito este prólogo para explicaros historias pues las mías no son más que una de las muchas que encontraréis si os adentráis en las páginas que siguen. *La Sonrisa de los Árboles* no es un manual de fitoterapia o para coleccionar propiedades, simbolismos o mensajes relacionados con el contacto con los árboles. Es un libro que reúne algo insólito y rompedor en cuanto a su planteamiento. Sus páginas no han sido escritas para dotarnos de herramientas de sanación, sino para animar a que se produzca algo tan simple entre los seres vivos: la comunicación. Es cierto que de entrada parece imposible que entre un lenguaje basado en la vibración y otro químico pueda haber entendimiento. Sin embargo, como han experimentado los participantes de los ensayos, la comunicación utiliza las antenas sutiles que permiten captar el campo informativo que nos rodea y en el que volcamos todo lo que pensamos y experimentamos. Por eso la experiencia comunicativa difiere de una persona a otra, pero el resultado es siempre excelente.

Quiero subrayar también que el esfuerzo realizado por la autora, Elena García, no tiene parangón pues esta obra que tienes en tus manos se ha escrito mientras ocurría una pérdida que a la mayoría de los seres humanos nos impacta profundamente, la de su madre. Quizá la pérdida de un ser tan querido fue una prueba que los árboles lanzaron para asegurarse de que la portadora de un mensaje tan sublime tenía el temple suficiente para mantener su compromiso con sus espíritus. Lo cierto es que este compromiso ha llegado hasta el final, pues si no, no estarías leyendo este prólogo. Así que estás a punto de iniciar la lectura de un libro que nos da las claves para comprender que otro modo de vida es posible.

He tenido el privilegio de encontrarme entre los escogidos para participar de su elaboración y puedo dar fe de que este libro me ha confirmado un largo período de mi experiencia juvenil, además de que en algunos de los talleres impartidos por la autora he sido bendecido con mensajes únicos.

Atreverse a entrar en nuevas realidades es algo implícito en este momento de cierre de los tiempos tal como los conocemos. Un cierre temporal que entre otras cosas nos exige aceptar definitivamente que como parte del océano infinito y eterno que somos compartimos con todo cuanto nos rodea la inteligencia vital. La comunicación con los árboles nos permite adentrarnos en la conexión entre el cielo y la tierra que ellos, anclados a nuestro lado, desde hace millones de años nos enseñan a diario. No es casualidad que apreciemos la presencia de los árboles incluso en las inhóspita jungla de asfalto donde hemos escogido vivir ya más del 60 por 100 de la humanidad. Así que aprovechemos la labor pionera que *La Sonrisa de los Árboles* nos ofrece y que sigue de inmediato.

JORDI MIRALLES
Biólogo, presidente de la Fundación Tierra
Mayo de 2017

INTRODUCCIÓN

*E*l objetivo de lo que inicio no es otro que compartir lo que conozco, lo que he vivido: mis experiencias con los árboles. Transmito algo que suena a increíble y por esta razón me he propuesto hacerlo con respeto, sin faltar a la verdad, sin inventarme lo que no ha pasado.

No pretendo más que aportar mi testimonio tras más de ocho años de estar al frente de una experiencia llamada «Talleres con los Árboles Maestros». Soy consciente de que la voluntad de compartir no debe obviar los pequeños apuntes, los inicios, los porqués pues todos ellos son tan necesarios como la propia experiencia.

Inicio pues con algunos de los eventos que han sido esenciales para que ahora esté junto a ti, con este libro y con esta contribución. Comparto este testimonio con la esperanza de que contribuya a este objetivo común al cual cada vez más personas aspiramos y que no es otro que vivir en un mundo más solidario y pacífico del que tenemos ahora.

He intentado plasmar todas estas experiencias con la humildad que he tenido que asumir para ser receptora de lo que os voy a contar. Dicho esto me sumerjo en mis recuerdos, en mi memoria, a pedir al Ser que sea Él el que recuerde y de este modo ser testigo de algo que se nos ha dado a los humanos, la capacidad de conversar con la Naturaleza.

Un acto de amor explosivo

El martes 9 de diciembre de 2014, entre las 11 y las 14 horas, no lejos de donde vivo, en la ciudad de Sabadell, y en una zona conocida como El Bosc de Can Deu, se produjo un episodio de fuertes vientos. Éstos, combinados con ráfagas de elevada intensidad, superiores a los cien kilómetros por hora, en un instante abatieron más de 40.000 árboles que quedaron tumbados por todos los bosques del entorno de Sabadell. Según el Servicio Meteorológico de Cataluña la causa fue un fenómeno que se denomina «reventón cálido» (*heat bursts*), una especie de tornado, pero al revés. Esto significa que descienden ráfagas de aire muy fuertes que se aceleran a sotavento de una zona montañosa. Las imágenes de los árboles caídos en los alrededores de Can Deu a causa del viento, tomadas por los agentes rurales desde helicóptero, mostraban un paisaje desolado con zonas en las que no quedó un solo árbol en pie. Los expertos argumentan que se trató de un fenómeno de carácter extraordinario. Tras este evento las organizaciones ciudadanas y el propio ayuntamiento aunaron esfuerzos para recuperar la zona.

En aquel momento, a pesar de la magnitud del desastre natural y de la pérdida de una gran superficie de bosque, no nos acercamos a la zona ya que se cerró al público en general por el peligro que suponía. Se trataba de un bosque casi enteramente formado por pinos jóvenes y sólo quedaron en pie las encinas, los robles y algunos pinos más resistentes.

Al cabo de unas semanas decidí acercarme a una encina con la que ya había conversado anteriormente y que estaba fuera del perímetro afectado del bosque.

A la pregunta de qué es lo que había pasado, la respuesta fue sorprendente: «Tú sabes cuál es la energía del pino, así que imagina toda esa energía de golpe surgiendo libre de cada uno de los pinos arrancados… No es una pena, no es un desastre, aunque a los ojos de los humanos pueda parecerlo, para los árboles, para esta multitud de pinos fue la oportunidad de poder liberar toda la energía de la alegría que guardan estos árboles. Energía de alegría, de amor por el Ser, de poder compartirla, entregarla y expandirla por el elemento Aire. ¿Te lo imaginas? Conscientemente o no, lo queramos o no, cada persona ha recibido esa energía, como si de un tsunami se tratara, es una gran ola de profundo amor por la vida y de cómo hacer que la Luz brille en nuestro interior».

La visión humana difería frente a este fenómeno extremo totalmente de la visión de los árboles. Lo que creíamos que era una pérdida, para la Madre Naturaleza, era un acto de generosidad sin límites, amor por nosotros y deseos de ayudar.

Al cabo del tiempo, una vez se llevaron a cabo los trabajos de extracción de los troncos caídos, se permitió la entrada nuevamente a la gente y regresamos al bosque. El terreno estaba despojado de árboles. No había ni un solo pino en pie, la imagen era desoladora, en medio quedaban algunas encinas, algo nada extraño ya que ellas, además de poseer una mayor fuerza y unas raíces más arraigadas y profundas, tienen otra función vital. Me dirigí a una de ellas, me senté a un lado y empezamos a hablar. Aunque antes de transcribir esta conversación habría que ir unos años más atrás…

— *Primera parte* —

¡SORPRESAS TE DA LA VIDA...!

Para quien le guste la Naturaleza, la armonía, la paz, el buscar... el encontrar forma parte de su camino. Yo no soy escritora. Quién iba a pensar que compusiera alguna vez para vosotros. Pero como dice la Orquesta Platería en la canción de Pedro Navaja, «... si naciste pa martillo del Cielo te caen los clavos...» y así fue.

Es el año 2000, ¿profético, eh?, en serio, era el año 2000, más concretamente el mes de octubre, cuando mi marido Joan y yo fuimos a buscar a nuestros dos hijos de ocho y once años por entonces a un partido de fútbol que habían jugado; era sábado y había terminado a las once de la mañana. Para aprovechar el día Joan nos preguntó si queríamos ir a algún sitio. Yo recordé que hacía años habíamos pasado por una carretera en dirección a Berga que me gustó mucho, así que le propuse ir en esa dirección. Llegamos a Solsona después de una hora de coche, estábamos cansados y ya queríamos volver, pero justo en ese momento paramos en un indicador en que se leía «Sant Llorenç de Morunys per la carretera de la presa de La Llosa del Cavall 20 km». Haciendo gala una vez más del espíritu aventurero de la familia, todos nos entusiasmamos con el nombre del lugar, de un pueblo donde no habíamos estado nunca. Los veinte kilómetros fueron espectaculares, el río Cardener a la derecha, un bosque de pinos alfombrando la montaña, y al llegar a la presa y ver el pantano nuestro entusiasmo se acrecentó. Cuando llegamos al pueblo paramos a comer en un restaurante, preguntamos sobre el lugar y si nos podían aconsejar visitar algún paraje. La recomendación fue unánime: visitar el Monasterio de Nuestra Señora de Lord, el cual se alza sobre una montaña a la que se llega subiendo cientos de escaleras mientras contemplas el pantano, las montañas y lo más imponente, la serranía de Port del Comte.

Para una familia urbanita, de una ciudad industrial como Sabadell, en fin, nosotros, que nos gustaba ir de acampada al parque natural del Montseny, de hacer excursiones por el bosque, el paisaje de esta zona de los Prepirineos nos enamoró de tal manera que de regreso de nuestro paseo por el monte, al entrar nuevamente en el pueblo y siguiendo un impulso que no salía de la mente racional, fuimos a buscar una inmobiliaria para preguntar si tenían alguna casa para nosotros. Sin extenderme mucho, os diré que ahora, pasados los años, sé que una mano invisible nos guio sutilmente hacia la que ahora es nuestra Masía.

Nos enseñaron tres casas cerca del pueblo, dos terrenos y finalmente nos hablaron de que tenían una masía, pero... «es que está un poco apartada, es que es un poco tarde, es que no tengo las llaves...», a cada propuesta del joven, el hijo del dueño de la inmobiliaria, nosotros, los cuatro al unísono, le decíamos: ¿Y La Masía? Finalmente, se rindió a la evidencia de que no tenía más remedio que enseñárnosla.

Realmente el joven tenía razón, La Masía estaba apartada, había que subir unos cinco kilómetros de camino de tierra; era tarde, se hacía de noche y el vendedor no tenía las llaves. Pero cuando la vimos, supimos que era para nosotros, fue amor a primera vista. Esa tarde sólo la pudimos ver por fuera.

La Masía de Ca l'Estret, como se llama, es un edificio reformado según la vivienda antigua, que ha sido revestido de piedra y al que le abrieron grandes ventanales. Pero lo que más nos impactó fue el lugar. Nos habíamos quedado sin palabras, la belleza de aquel paraje en pleno otoño era de éxtasis. En el patio de la casa había una fuente y un pequeño riachuelo y toda ella estaba rodeada de altas montañas. La zona, según nos explicó el joven, se llama La Vall de La Pedra y detrás de sus imponentes montañas se encuentra la emblemática cima del Pedraforca, una montaña mágica e impresionante donde las haya.

Posteriormente volvimos y después de hacer los trámites pertinentes, nos embarcamos en la compra e hipoteca de aquel pedacito de sueño hecho realidad. A partir de ahí, La Masía ha formado parte de nosotros. Primero como lugar de encuentro de los niños, la familia y los amigos y después porque nos ha propiciado el contacto con un lugar privilegiado.

El hecho de que estuviera rodeada de bosque, un arroyo, una fuente, ardillas, mariposas, libélulas, rebecos, águilas, etc. nos hacía que nos preguntáramos: «¿Para qué queremos una casa tan grande?». En esa pregunta estaba implícita la respuesta: la casa, el lugar, la energía de vida que transmitía eran para compartir.

Descubrimos que La Masía está en una zona que ha sido tradicionalmente tierra de *trementinaires*. A unos cuantos kilómetros se encuentra otro pequeño pueblo de montaña, Tuixent, que a día de hoy guarda, custodia y recupera el conocimiento de estas mujeres conocedoras de la Naturaleza y sus remedios, las trementinas. Conocimos a druidas catalanes y a personas interesadas en recuperar estos conocimientos arraigados en el respeto por la Naturaleza, en el contacto e incluso la comunicación con los árboles. Pronto todo aquello empezó a clarificarse y a extenderse ante nosotros, como si de un mapa se tratara, hasta que fuimos capaces de ver lo que se estaba dibujando frente a nuestros ojos y como, sin ningún esfuerzo, nos conducía a La Masía y a nuestro entorno, nuestras plantas y nuestros árboles.

Como decía antes, en relación a la canción de la Orquesta Platería, con el tiempo llegaron ¡los clavos y el martillo!

Rendirse a la evidencia

Ahora me viene a la memoria la historia de *El Principito*, el momento en el que el personaje conoce al zorro y éste se deja domesticar y poco a poco se deja querer. En el relato de *El Principito*, el zorro le pide que cada día se acerque un poco más, para sentirlo, conocerlo y finalmente amarlo. Así me ocurrió a mí con los árboles, aunque cuando escribo «nuestros árboles» tengo claro que no son nuestros, sino que nosotros somos de ellos.

La Vall de la Pedra, donde se encuentra La Masía, está rodeada por altas montañas que imponen con su presencia. Recortadas en el Cielo, sobre las puntas de sus cimas contemplábamos a las águilas, cómo éstas se elevaban con las corrientes de aire, planeando magníficas por encima de nosotros. En cada uno de nuestros paseos por los alrededores, observábamos la belleza de las especies de árboles que nos acompañaban y a menudo nos sentábamos en silencio para sentirlos. Creo tener una cualidad que agradezco que es saber escuchar. Tanto en mi papel como terapeuta, como en la vida diaria. Esa cualidad fue la que me abrió la puerta a escucharlos.

Joan y yo compartimos las mismas ideas sobre la búsqueda, la vivencia del Ser, la meditación, todo lo relacionado con estos temas, y el hecho de pasar días en La Masía rodeados del silencio, la Naturaleza, los árboles, hizo que cada vez nos acercáramos más a ellos y «los viéramos» como en la película *Avatar*. Cuando ocurrió el milagro del «te veo» dejaron de ser árboles para pasar a ser el Roble, el álamo, el saúco, meditábamos al lado de cualquiera de ellos y una de las primeras cosas que aprendimos fue la paciencia, el silencio, la importancia de dedicarles tiempo, de no tener prisa y de disfrutar de ese no hacer nada. Su presencia nos acercaba más y más a nuestro silencio y a una calma que descubríamos dentro de nosotros mismos, que ya estaba ahí y que gracias al contacto con ellos aprendimos a reconocer.

Pensad que compartimos espacio con robles, encinas, saúcos, enebros, pinos, fresnos, tilos, chopos, álamos… y así, poco a poco, sin expectativas, sin esperar nada, sin guía, la relación con nuestros árboles, los que nos rodeaban, se fue convirtiendo en algo más personal. Los añorábamos si pasaban días sin poder subir a La Masía por compromisos varios (familia, trabajo, estudio). Yo por aquel entonces estudiaba kinesiología en Montmeló y solía tener fines de semana de seminarios, cosa que, todo hay que decirlo, me encantaba.

Recuerdo perfectamente el primer contacto. Hacía unos fines de semana que no habíamos podido subir a La Masía. Así que en el primer fin de semana que pudimos volver fuimos a recorrer todos los caminos que solemos visitar. En uno de los caminos, al lado de un pequeño arroyo, hay un álamo enorme y siempre que pasábamos por su lado era inevitable no aceptar su invitación de sentarse junto a él. Cuando lo hice, me disculpé porque hacía días que no lo visitaba. Su respuesta fue: «No te preocupes, el roble que tenéis al lado de la casa nos cuenta a todos si habéis venido y cómo estáis…». A partir de ese momento empezamos a ser conscientes de la presencia invisible, afable, amigable y sabia que nos rodeaba. Nos implicamos en respetarlos y si se puede a quererlos aún más.

Hay un momento en el que percibimos un antes y un después de una situación en la que la duda desaparece y uno simplemente se rinde a la evidencia. Así que la cuestión era o me engancho a la adicción de la duda y desconfío, jugando continuamente al perverso juego del «Oh, no, no me lo creo, esto no puede ser…», o bien de forma responsable acepto con madurez el placer de la silenciosa conversación con un Ser denominado árbol.

Aceptar o entregarse a la relación con los árboles era una consecuencia del trabajo personal de años, de interiorizar, de preguntar y recibir respuestas. Todo ello me ayudó a saber entregarme completamente a la aceptación, al «Sí, te veo». Por eso acepto que en los árboles hay una energía que observa paciente así como de perseverancia, de respeto, de escucha. Quizá por esta razón también ellos nos vieron. Así nació este tiempo del que este relato y vivencia es una síntesis, en el que compartimos y nos regalamos unos a otros momentos únicos.

Frente al Ser Árbol

Uno de los veranos que pasábamos en La Masía ocurrió que dos pinos ubicados frente a la casa empezaron a secarse, de tal manera que en pocos días se quedaron completamente pelados, convertidos en leña seca. Recuerdo que sentí pena y dolor al percibir que los dos pinos se habían muerto. Con un sentimiento triste y, confieso, dramático, me dirigí a nuestro roble y compartí con él mis sentimientos. Para mi sorpresa, lo que me dijo fue: «Cuando ocurre algo así, que un árbol se seca y muere, aceptamos tranquilamente y con agradecimiento ese momento de cambio hacia otro plano. La pena y la tristeza no entran en nuestra manera de ser».

Nuestra Masía ahora es una casa reformada que para nada se parece a la original. Lo sabemos porque el encargado de la inmobiliaria conocía a la familia y conservaba una foto, de aquellas antiguas en blanco y negro, de la edificación tal como era unos años atrás. Como todas las masías de montaña había sido construida en piedra y con pequeñas ventanas. En la parte de arriba vivía la familia y abajo se estabulaba a los animales. Por cierto, la señora de la antigua y auténtica masía era la partera de la Vall y nos explicaron cómo se ocupaba de ir a la casa en la se esperaba un bebé. Evidentemente, recorría el valle caminando sin importar la hora que fuera pues siempre estaba disponible. ¡Era, la Pepeta!

Hay una parte del exterior de la casa que es un pequeño prado, allí tenían el huerto la Pepeta y su hijo. La Pepeta era viuda y cuando murió el hijo vendió La Masía. El nuevo propietario reformó por completo la casa. Derribó la antigua y volvió a reconstruirla más grande y sobre todo la diseñó para que entrara mucha, mucha luz. Algunas de las enormes paredes de antaño fueron convertidas en amplios ventanales por donde se filtra a toda la casa la luz, lo que le otorga una amplitud que de otro modo no se percibiría. Pero, a lo que iba, en ese pequeño prado, rodeándolo, el nuevo propietario plantó castaños de Indias. Con el tiempo se hicieron grandes y preciosos como lo son ahora. Toda esta explicación es para poneros en situación de lo que os contaré ahora y que enlaza con otro de esos momentos mágicos que nos han regalado y continuamente regalan los árboles y La Masía.

Corría el mes de noviembre, y habían pasados unos meses de la anterior experiencia, en la que el álamo nos advertía de que el roble les informaba sobre nosotros, cuando observamos que uno de los castaños y otro más pequeño estaban enfermos. La roya en las hojas y el tronco así lo demostraban y además recordamos que el año anterior habíamos observado lo mismo en ambos castaños. Contratamos a un experto en plagas de plantas y árboles y nos aconsejó que los taláramos o los demás correrían la misma suerte y enfermarían rápidamente. Podéis imaginar nuestro disgusto, pero el consejo era claro, había que talarlos.

A la semana siguiente, el sábado por la tarde, nos plantamos delante de ellos y de una manera sencilla les dijimos que lo sentíamos pero que por la mañana Joan los talaría pues era la solución para evitar que se contagiaran el resto de los ejemplares. Nos acostamos pronto y hacia medianoche me desperté. Necesitaba ir al lavabo, así que ya despierta me levanté a oscuras, pues nunca abro la luz para ir al baño. Éste está ubicado en la misma planta superior frente a un repartidor que comunica con las tres habitaciones, nuestro dormitorio entre ellas, que lo rodean. Todas las puertas de este repartidor cerradas forman un cuadrado.

Así que en plena noche, tras abrir la puerta para salir de mi habitación, me sorprendió la luz verde fosforescente que iluminaba el repartidor, abrí bien los ojos y percibí perfectamente la forma del tronco energético de los dos castaños formado sólo de luz. Frente a este espectro luminoso podía intuir de alguna manera como si tuviera dos ojos y una boca cerrada, pero con la impresión de percibir en ellas una sonrisa: La Sonrisa de los Árboles.

En aquel momento, en medio de la oscura noche y frente a esta forma energética, sentí en mi mente que me decían que se presentaban ante mí porque sabían que no tendría miedo. Su presencia tenía sólo un motivo: nos querían dar las gracias por avisarles de que íbamos a talar su estructura física, de esta manera ellos podían marchar libres hacia donde quisieran y poder seguir evolucionando. Sin más, la forma energética desapareció y yo me quedé con una sensación de felicidad por esa vivencia extraordinaria. Cuando regresé a la habitación, no desperté a Joan, sino que me lo guardé todo saboreando el momento y creo que, seguro, me dormí con una sonrisa en mi rostro. Por la mañana, sí que compartí lo sucedido con él ya que además era él quien tenía que cortar los castaños.

Con el tiempo y el contacto reiterado con los árboles, hemos sabido más cosas de su manera de expresarse en la Tierra. Tienen una estructura física que es la que no se mueve, la llaman cubierta física, y otra que es la estructura sutil o energética, la cual es invisible para la vista humana, pero que dispone de movilidad y puede trasladarse.

Esta realidad nos la describió un gran amigo nuestro que tiene la capacidad de poder ver más allá de lo físico. Este amigo nos contó que en un viaje que hizo por la selva amazónica, un día mientras caminaba detrás del guía sin saber cómo se perdió y caminó por otro sendero que no era el habitual. En un momento dado, sintió que pasaba algo, se acercó a un claro con sigilo y lo que vio le dejó gratamente sorprendido. Era una reunión, un encuentro de los espíritus de los árboles y por lo que pudo entender se trataba de un encuentro para recuperarse, para absorber de nuevo la energía fuerte y llena de la vida pura de la selva. Nuestro amigo había dado con el lugar donde periódicamente acuden los espíritus de los árboles a recargarse, sobre todo si son éstos son de ciudad.

El viaje estacional de los árboles

Nuestros trabajos en La Masía se ven reducidos a los meses de primavera, verano y otoño. Al estar en la zona biogeográfica de la alta montaña, a 1.400 metros, el clima es el que manda. Hasta bien entrado el mes de abril, las diferentes especies de árboles no vuelven a estar vestidas con sus preciosos ropajes de follaje de verdes claros a verdes oscuros. Algunos, como el roble, o el fresno, son de los últimos en llegar y aposentarse en su cubierta física. Nos acompañan hasta que el año vira hacia el invierno y con los primeros fríos otoñales abandonan el lugar para dirigirse a ese lugar de recuperación y descanso al que nosotros, como humanos, no tenemos acceso.

Cada otoño, cuando realizamos el último taller, hacia primeros de octubre, sentimos que nos tenemos que despedir de ellos, que a pesar de la belleza que percibimos de las multicolores tonalidades de sus hojas y de su firme compañía, sabemos que les toca a su estructura energética emprender la marcha hasta la siguiente estación primaveral.

Como decía, pierden sus hojas los robles, los chopos, los tilos, los plataneros, los fresnos, los saúcos, pero un día me pregunté: «¿Y qué pasa con los pinos, la encina, el enebro, los abetos? Ellos no pierden las hojas pero siguen el mismo ciclo vital energético.

Como suelo decir y repetirme a mí misma, «una buena pregunta se merece una buena respuesta». Y así fue. Un día llegó ésta. Corría el mes de marzo. El bosque estaba en silencio, no se oían ni pájaros, ni excursionistas, ni siquiera había insectos volando emitiendo sus respectivos zumbidos. Sólo se oía el silencio. La sensación era de soledad, de estar en un lugar inhóspito y, además, ese año, la plaga de oruga de la procesionaria había llegado por primera vez a La Vall de la Pedra. En todos los años que hace que nosotros estamos allí, nunca había observado una invasión tan alarmante de bolsas en los pinos de La Vall. Era demasiado. Posiblemente estamos asistiendo a otra de las manifestaciones del llamado cambio climático y ese año, en particular, no hizo el frío adecuado y necesario que las alejara de la montaña. Así que se instalaron tan ricamente en todos los pinos de los que pudieron apoderarse, llenándolos de una, de dos y hasta de tres bolsas filamentosas. Parecía que los pinos del valle aún conservaban los adornos navideños de tantas bolas blancas que se llegaban a ver.

Aquél era el primer fin de semana después del invierno y me resultaba triste ver a los pinos tan colonizados por la oruga de la procesionaria. Aparte del rechazo visual que sentimos pues son orugas con pelillos urticantes, esta tropa de larvas de mariposa se desplaza hasta la cima de las copas y se alimenta de las puntas de las ramas donde las hojas son más tiernas. Las orugas devoran los brotes tiernos hasta secar las ramas. Realmente le hacen daño al árbol y lo hacen enfermar. Me conmovió mucho verlos tan expuestos a la plaga, así que con firmeza me dirigí a uno de los pinos con el cual tengo más facilidad de contactar después de asegurarme de que no había ninguna bolsa de orugas encima de mi cabeza. Me senté a su lado, cerré los ojos y conversé con él. En mi mente bullían varias preguntas: «¿Cómo es que vosotros y otros árboles no perdéis las hojas?», ¿No hibernáis, no os recuperáis?», «¿Podemos ayudaros en lo que respecta a las bolsas de procesionaria?

Después de lanzar todas mis cuestiones, sabía que tenía que escuchar, así que dejé que la respiración y la mente entraran en calma y esperé. La respuesta vino en forma de imágenes. El pino me enseñó la imagen del bosque y de cómo todos los árboles, ya sean pinos, enebros, encinas, están conectados con el Cielo por un haz de luz invisible a nuestros ojos. Es su conexión con las fuerzas del Cielo y la Tierra, permanentemente, sea invierno o verano. La imagen era de una fuerza y una potencia que no dejaba lugar a dudas. Los árboles están aquí para recordarnos que, pase lo que pase, nuestra fuerza procede del Cielo y la Tierra. La decisión de quedarse como hacen unas especies o marchar durante el invierno es algo que elige cada una de ellas. Así que en la respuesta del pino estaba implícito que ofrecían su generosidad nuevamente al ser humano: «Alguien tiene que quedarse».

A continuación, a ésta le sucedió otra imagen, la de los árboles de hoja caduca. En ellos la lección es igual de potente. Cuando llega la primavera, las horas de sol se alargan y el árbol inicia la creación de sus hojas, primeramente el brote, luego la hoja y la flor (aunque en algunos primero es la flor y luego la hoja) y todo perfectamente creado con la exquisita sabiduría de la Naturaleza, y que llega a su apogeo con la concentración de su energía en crear el fruto.

Como si de un documental televisivo se tratara, yo iba viendo esas secuencias a cámara rápida y visualizaba todo aquel colosal proceso en un santiamén. Luego, al llegar el otoño, los árboles se entregan a la madre Tierra soltando todo el trabajo estacional que expresan las hojas. Sueltan todas las hojas, una a una, para que se depositen en el suelo y lo tapicen como si de una alfombra se tratara con el fin de que a lo largo del invierno lo fertilicen. La lección para mí estaba clara: os imagináis a un árbol resistiéndose a soltar sus hojas, a no aceptar el cambio de estación, a enfadarse preguntando y retando al Universo con una queja al estilo de ¿tanto trabajo para qué?

Si llevamos estas secuencias a nuestra vida como humanos, apreciaremos que tendemos a vivir recordando el pasado tanto si ha sido agradable como si no lo ha sido, resistiéndonos a los cambios, negándonos a olvidar incluso los recuerdos dolorosos, negativos o tóxicos. Estamos anclados y dominados por el apego, y el aferrarnos a lo vivido marca nuestras vidas, recreándonos en el pasado o suspirando por el mañana. Los árboles, sin decir palabra alguna, cada año nos dan una lección de cómo vivir en el aquí y ahora… en el presente.

Retomando el tema de los bolsas de procesionarias, una vez más, su respuesta fue una gran lección: «Cuando tu estés conectada a la Fuente permanentemente, nada, nada, podrá interrumpir esa conexión».

Me despedí de este gran Maestro, admirada y perpleja. Recuerdo que me decía a mí misma, «¡Voy a estar conectada permanentemente, sí señor, nada me va a alterar, pase lo que pase!».

Cuando llego a La Masía, hay algo que me molesta bastante y es que los excursionistas siempre aparcan justo enfrente de nuestra puerta, ya que durante el recorrido de la carretera no hay espacio físico viable para hacerlo, de manera que a veces llegan a ser dos y tres coches los que están flamantemente aparcados y dificultan el paso. Los excursionistas aparcan y se van a caminar, a buscar setas, al río o simplemente a disfrutar del entorno prodigioso de este valle.

Cuando llegamos de nuestro encuentro con el Maestro Pino que me había dejado tan llena de determinación y comprensión, mi vista se vio asaltada de inmediato por tres coches aparcados a la entrada de la casa. Mi reacción fue la de siempre, protestar y refunfuñar frente a la percepción de invasión por parte de gente ajena a mi vida. Pero, tras esta súbita reacción inicial, de pronto comprendí: «¡Claro! Éstas son mis invasiones de insectos, un ejemplo de las muchas cosas que me molestan y me fastidian; pero precisamente estas pequeñas cosas son las que me desconectan y me apagan. La lección magistral de los árboles sigue siendo la misma: conexión con el Cielo, con la Luz, con la Fuente, **¡pase lo que pase!**

El punto de vista de los árboles

Compartir tantas cosas con los árboles de nuestro valle nos ha dado muchas ocasiones para experimentar esta comunicación. En cierta ocasión, me encontraba algo aturdida y me acerqué al roble buscando consuelo. Era un día en el que me había entregado completamente en brazos de la actitud «pobrecita de mí», y lo digo así porque recuerdo que no pasaba nada concreto como para estar depre, pero sí que había dejado que se instalara en mi interior la particular energía del «pobrecita de mí».

La cuestión es que cada árbol tiene su propia cualidad, por lo que nada tiene que ver un roble con un pino. De forma que al acercarme al roble, entenderéis como con un fino sentido del humor, tras escuchar mis lamentos y ayayays incluidos, me soltó un profesional «Bueno, bueno, eso… al pino!

Por aquel entonces, ya habíamos hecho la formación para impartir los Talleres de Conocimiento de los Árboles, con lo cual yo sabía que con respecto a la entrega de la tristeza, la pena o, sencillamente, la falta de Luz y Alegría, que era lo que yo sentía en ese momento, el único árbol que podía ayudarme a recordar era el Maestro Pino, el maestro en llevar la Luz a nuestro interior.

A mí personalmente, los árboles por lo general me han hablado de una manera muy directa, determinante, sin grandes parrafadas, a veces incluso sólo con una palabra.

En el encuentro con el primer Enebro con el que tuve contacto, después de permanecer tres cuartos de hora en silencio, esperando «algo», ya fueran imágenes, sensaciones, no percibí nada de nada. Recuerdo que empecé a pensar: Bueno, pues me voy», y justo en ese momento en el que me despedía oí claramente:

—*Paciencia.*

El sistema de trabajo para recibir información de los árboles y que aprendimos es el mismo que después hemos transmitido en nuestros talleres. Se trata de un método sencillo pero eficaz. Primero nos dirigimos con el grupo sin ningún tipo de explicación al árbol que toca descubrir, invitamos a los participantes a permanecer unos tres cuartos de hora a sus pies y después nos comunican lo que han o no sentido, oído, experimentado.

Así que en esa ocasión, cuando escuché a mis compañeros relatar sus experiencias en relación al Enebro, cada uno de ellos se extendía con más o menos palabras. Confieso que cuando me tocó a mí incluso me dio un poco de vergüenza admitir que después de tres cuartos de hora y sólo en el último minuto, únicamente percibí una palabra: «paciencia».

Sin embargo, hay que saber que la esencia del enebro es la del Maestro de la paciencia y para llegar a él hay que perseverar hasta que le demuestras que realmente estás dispuesto a escucharlo. Con el tiempo, tengo que reconocer que ha sido el árbol al que más he acudido puesto que sólo con estar a su lado te inunda de su energía de valor, de su espíritu valiente y de su Amor incondicional por la vida, pase lo que pase.

La experiencia con los árboles en nuestra Vall es también una invitación a valorarlos no sólo lo de los bosques sino también a todos cuantos nos rodean en nuestra vida cotidiana. A partir del fin de semana esperamos que la visión de lo que son los árboles sea diferente. Pretendemos que la perspectiva de los participantes cambie con el fin de que aprecien lo extraordinaria que resulta la compañía silenciosa de los árboles. Al fin y al cabo, árboles encontramos en cualquier lugar, y tanto los ejemplares de un precioso parque de la ciudad, del campo, o de un bosque periurbano esperan agasajar nuestra conciencia con su existencia. Pero de todos los árboles, aquellos cuya presencia tenemos más que apreciar son los que viven enraizados en las bulliciosas calles de las ciudades, rodeados de humo, ruido e indiferencia por parte del ser humano.

Sin duda, para mí, acercarse a los árboles urbanos o plantados en espacios marginales ha constituido un gran reto y, a la vez, me ha procurado un gran cambio, porque es fácil en el silencio de la Naturaleza contactar y comunicar con el espíritu del árbol, pero ¿y en la ciudad? Es ahí precisamente donde está el gran reto.

Estos árboles urbanos nos ven pasar a menudo a diario y no dejan de emitir su mensaje: «Eh, despierta, estamos aquí, recuerda quién eres, mírame, mírate, estoy contigo para recordarte que vas mirando al suelo, o al móvil, mirando afuera, desperdiciando tu preciosa energía con la prisa y el estrés». Estos árboles están entre nosotros para que seamos conscientes de cómo caminamos y dónde ponemos nuestra energía. Un solo árbol, grande o pequeño, sea de la especie que sea, nos está comunicando siempre lo mismo: «Desde ti, desde el circuito Tierra-Cielo que me alimenta, doy y recibo, vivo, soy, estoy lleno, feliz, sin esperar nada, dando desde el interior y recibiéndolo todo».

A los árboles les sorprende el hecho de que nuestra mente esté continuamente de cháchara, siempre activa dando vueltas y vueltas a pensamientos que tienen que ver con el dolor, el miedo, la ignorancia, que no tiene descanso y vuelta a empezar: «Tengo dolor, siento miedo porque no sé porque lo tengo».

No hay que ser muy avispado para reconocer que, cuando no sabemos y no aceptamos que no sabemos, el miedo pone en marcha la mente, activa los pensamientos y cuanto más pensamos, más nos adentramos en la ignorancia y más confusión creamos.

La mayoría de las personas vivimos en una situación de necesidades básicas cubiertas; de hecho, nos hemos acostumbrado a que ese nivel sea óptimo, de modo que cualquier contrariedad nos parece un problema. Es entonces cuando activamos la mente dando vueltas y vueltas sin solucionar nada.

Nuevamente os pongo un ejemplo de una experiencia vivida. Antes de hacer la formación, la llamada natural de los árboles ya era un hecho para nosotros, así que no nos sorprendía que un paseo por el bosque de Can Deu o del macizo del parque natural del Montseny o donde fuera acabara en encuentro y meditación en brazos de alguno de ellos.

En una ocasión, uno de esos paseos me llevó a una querida encina que ya conocía por más de un encuentro. En ese momento vivíamos una situación familiar típica y parecida a la de muchas familias con hijos adolescentes. La incomprensión como madre de esos momentos de locura adolescente hacía que sintiera miedo y preocupación, dando vueltas y vueltas a algo que sin ser un problema lo vivía con intensidad y agobio. En términos realistas no era una situación preocupante, pero yo no lo sentía de esta forma, así que me dirigí hacia la encina como el que se dirige a conversar con una amiga en busca de consuelo y consejo. Me senté a su lado y expuse mental y emocionalmente, en silencio, todo lo que me preocupaba. Al pie de su tronco oí en mi interior claramente la voz de la encina que me preguntaba con fuerza y determinación:

—*¿Quién eres?*
—*Pues, soy una madre.*
—*¿Más allá de una madre, quién eres?*

—Pues, una hija.
—¿Más allá de una hija, quién eres?
—Pues... no sé, una esposa.
Con más fuerza e intensidad, me seguía preguntando:
—¿Y más allá de una esposa, quién eres?
—Una mujer.
—¿Y más allá de una mujer, quién eres?
— Pues, un ser humano.

Mi mente, cada vez más calmada, se iba entregando al dejar de pensar y sentir el quién eres, pero la voz continuaba:
—¿Y más allá de un ser humano, quién eres?
—Ayy, no sé, un ser vivo.
—¿Y más allá de un ser vivo, quién eres?
—Soy Vida.
—¿Y más allá de ser Vida, quién eres?
—Universo...

En esos momentos, totalmente inmersa en el Universo, en el silencio, o mejor dicho escuchando lo que podría describir como música de las galaxias, mi querida encina, persistente e insistente, me seguía taladrando:
—¿Y, más allá de ser Universo, quién eres?
—¡¡¡Dios!!!
—¿Y más allá de Dios?

Ahí ya estaba tan agotada y sorprendida, más allá de Dios, que me asaltó un inesperado: ¿qué puede haber?

De golpe, mi mente se rompió, y ya libre de ella, se entregó totalmente a sentir, y sentí que más allá está la Nada, el Vacío, la oscuridad más tremenda. El Vacío en el que sin embargo es donde sentí más calma, más ternura, más acogimiento, más amor que en cualquiera de las otras formas que yo creía ser.

Al pie de esta encina se me permitió permanecer en este estado de gracia el suficiente tiempo como para que esta experiencia se grabara en cada una de mis células, en mi sangre, en mis huesos. Luego, el proceso se invirtió, pasé del silencio al sonido, a la luz, a la materia, al ser vivo, a ser mujer y a ser madre. Quedé en un estado de paz como no había sentido en ninguna de mis otras experiencias. La encina se despidió de mi sin más, sin darse importancia ni dármela a mí por la increíble experiencia que había vivido y que ella me había regalado.

Con esta experiencia, quiero compartir la comprensión que tuve de que vivimos inmersos e influenciados por la polaridad, que experimentamos el placer y el dolor, que la claridad y la confusión son parte de una misma realidad, que todo es dual en esta Tierra en la cual la Vida es un hilo que se enrolla alimentando un ciclo sin fin.

Esperamos que después de la enfermedad venga la sanación y que los problemas se disuelvan en una solución. Pero tras la sanación vendrá otra enfermedad y después de solucionar un problema vendrá otro, porque ésa es la naturaleza de este plano evolutivo terrestre: hasta que no cambiemos nuestra visión interior y consigamos llegar más allá del plano dual no entenderemos que todos los problemas son medios, meros instrumentos para que seamos más conscientes de nosotros mismos, para que por fin sepamos quiénes somos.

La hora de la verdad

Gracias a mis estudios de cinco años sobre kinesiología adquirí la seguridad y la capacidad para trabajar como terapeuta. Recibí la información y los conocimientos necesarios para ayudar a la sanación externa y contribuir al crecimiento en lo interno. Mediante el test de kinesiología aprendí la relación entre la mente consciente, el subconsciente, y cómo la respuesta muscular en el cuerpo físico expresa la riqueza existente entre la intuición del hemisferio derecho y el conocimiento y la razón que se expresan en el hemisferio izquierdo. El mundo de las emociones, de las energías, de lo visible y de lo invisible me abrieron a querer saber más de lo que estábamos viviendo en La Masía en relación a los árboles, ya que todo sucedía en el mismo período de tiempo, de 2000 a 2005.

Hacia el año 2006 fue cuando empezamos a materializar y entregar todo lo aprendido en este camino y recibimos la formación y la información necesarias para poner en marcha nuestro proyecto. Contactamos y estudiamos profundamente información y conocimientos que recibíamos tanto de parte de nuestros druidas catalanes, como de personas de la Bretaña francesa que conservaban los restos de la sabiduría de sus druidas. Todo este caudal de información nos ayudó a poner en palabras lo que nosotros estábamos viviendo y recibiendo de nuestros árboles.

Para dar a conocer esta información se creó la estructura de la Fundación Icaros en 2008. Junto a Joan diseñamos la organización del fin de semana de manera que fuera fluido y provechoso para la gente que acudiera y a su vez para nosotros. Fue entonces cuando aceptamos el compromiso de abrir nuestra Masía y que pasara a ser algo más que una casa familiar. La Masía se convirtió en un lugar de encuentro, el lugar que hoy por hoy recibe y acoge a personas que, como nosotros, hemos aceptado el deseo interno de sentir aquello que nuestra Alma nos pide: una conexión más intensa y profunda con los árboles.

Aceptamos el reto con la valentía que se precisaba. Incluso llegamos a presentar un proyecto de la Fundación Icaros para la recuperación de la sabiduría de las *trementinaires* al Institut d'Estudis Ilerdencs, una entidad adscrita a la Diputación de Lleida para solicitar una subvención. Sí, habéis leído bien, pues por aquel entonces todavía existía ese recurso de la subvención. Claro que fue la última vez pues al año siguiente recibimos una carta en que se nos comunicaba que lo sentían mucho, pero debido a la situación de recortes y crisis general ya no nos darían nada más.

Es de bien nacidos ser agradecidos y por eso quiero dejar constancia de los hechos y agradecer desde aquí lo que aconteció, ya que gracias al dinero que recibimos como Fundación lo invertimos para recuperar y traer de vuelta esa sabiduría atesorada más allá de nuestras fronteras, desde la Bretaña francesa hasta la selva peruana.

Guardo en mi corazón el agradecimiento hacia todas las personas que encontramos en el camino y que me hicieron entender que no por casualidad tenemos una variedad tan sorprendente de especies de árboles a nuestro alrededor para realizar los talleres con una base de quince e incluso más Árboles Maestros.

Para organizar los talleres en La Masía debimos hacer arreglos en la casa para que ésta pudiera recibir, acoger y cuidar de un grupo de unas seis personas, que fue el número de participantes que intuimos podíamos atender en un fin de semana. Un número que no era sólo para que estuvieran bien instalados, sino también para que pudiéramos proporcionarles la atención necesaria para llevar a cabo el Taller de Comunicación con los Árboles de forma eficaz.

Diseñamos el taller entregando la suma de todas las maravillas que hemos recibido en este camino. En este sentido, nuestro taller es el fruto de una dilatada experiencia personal y de conocimiento y relación directa con los árboles con los que compartimos su sabiduría. Por este motivo se trabaja en contacto directo con los árboles, se les explica a los participantes detalles de lo aprendido sobre los druidas ibéricos y las *trementinaires* y, si hace falta, porque alguna persona lo necesita en su cuerpo físico o emocional, se echa mano de los conocimientos que dispongo como terapeuta. Durante un fin de semana, La Masía, los árboles, Joan y yo misma nos dedicamos por completo al grupo de hasta seis personas que recibimos en un espacio particular. Es un espacio temporal en el que más allá de lo que cada cual vive se transmite el mensaje de que no estamos solos y que cada cual podrá reproducir posteriormente si quiere.

Nuestra maravillosa y apasionante aventura empezó en 2008, y desde entonces hasta el día de hoy, 2016, puedo decir que ellos, nuestros amigos y amados árboles, no han fallado en ninguna ocasión y nosotros Joan y yo no hemos dudado ni un sólo instante. Cada taller ha sido diferente, único e irrepetible. Con sol o con lluvia, cada uno de los participantes ha recibido la energía y la información necesaria para ese momento vital intransferible y así nos lo han transmitido con palabras, con emoción, con risas, en definitiva, conectándonos con la Vida.

El diálogo entre los espíritus de los árboles y los humanos no sólo nos beneficia a nosotros; la máxima realización del árbol es ser elegido por el hombre y fundirse con él, entonces ambos seres se complementan: el árbol accede al pensamiento humano, a la conciencia y el hombre, a la inspiración divina a través de la quietud y el equilibrio, de la divinidad e inocencia de los árboles.

La elección personal de los árboles se hace a través del corazón y la intuición y en el caso de los talleres también nos servimos de una herramienta que domino como es el test de kinesiología. Éste es más que un sistema de diagnóstico o de tratamiento. Es un sistema de biocomunicación, a través del test de valoración de la calidad de la respuesta muscular, para poseer un mayor conocimiento de uno mismo. Dado que ocupa una parte muy importante de mi formación profesional, os hago un pequeño resumen de qué es la kinesiología.

BASES PARA LA COMPRENSIÓN DE LA KINESIOLOGÍA

La kinesiología empezó siendo estructural. En los años sesenta el Dr. George Goodheart descubrió y desarrolló la kinesiología aplicada con un grupo de quiroprácticos norteamericanos. Preparaban atletas de élite para altas competiciones y se desesperaban al ver que éstos cuando volvían a la consulta habían bajado el rendimiento. Goodheart sólo veía el cuerpo físico de las personas que tenía delante, pero la Vida es muy sabia. John T. formaba parte de este grupo e intuyó que más allá de lo visible había unas emociones y un concepto energético que hacía que el músculo del atleta se inhibiera y perdiera fuerza. Por ejemplo, un disgusto, una discusión familiar, un resfriado, el estrés... así que la kinesiología empezó a abrirse a nuevas percepciones, ya fueran meridianos de acupuntura, los cinco elementos de la medicina china, la lista de las emociones, la psicología energética... puso a todo su equipo a investigar, comprobar y analizar qué funcionaba, investigando y desarrollando técnicas. En 1970, John T. escribió su libro *Touch for Health* (Toque para la salud). El propósito de un kinesiólogo es ayudar a la persona a funcionar en todos los aspectos de su vida: físico, emocional, mental...

Para ello aclaro que la kinesiología no sigue un modelo médico, sino energético, es decir no cura enfermedades ni habla de patologías, sino que pone en contacto a la persona con sus recursos internos para aumentar su energía en la dirección de aquello que necesita, identificando la emoción que bloquea el presente y condiciona el futuro. Con el test muscular se llega a esa identificación y disolución de ello y para cada «no quiero» hay un «lo que quiero es...» que hay que identificar e infusionar. Con este trabajo nos dirigimos al EQUILIBRIO, un equilibrio entre la conciencia positiva y negativa, un equilibrio entre el pasado y el presente, un equilibrio entre el cuerpo, la mente y el espíritu.

La forma como se consigue el equilibrio es manteniendo la integridad de cada persona como la única fuente válida para la información sobre sí misma. Basta, pues, con ayudar a la persona a restablecer la conciencia de su propio poder y autoridad con el fin de que ésta pueda mejorar. Muchas personas buscan autoridad fuera de sí mismas para obtener respuestas en situaciones de la Vida. En estos casos lo que hacen es negar su propia capacidad para comprenderse a sí mismas y estimular el propio crecimiento. Cuando la persona se encuentra a sí misma está mejor y queda equipada para manejar su realidad personal y eso puede liberarnos de los conceptos limitantes que nos impidieron progresar en el pasado. Muchos de estos conceptos se han forjado en edades tempranas, a partir de las creencias inculcadas por unos padres cariñosos en su intento por protegernos.

Sin embargo, la kinesiología pretende que asumamos que es hora de confiar en uno mismo, o seguiremos preguntando a los demás qué hay que hacer y al mismo tiempo sintiendo resentimiento hacia aquellos a quienes pedimos consejo y no logran sanar lo que consideramos erróneo.

EL TEST MUSCULAR

Con esta sencilla prueba se consigue un contacto con todos los niveles de nuestra conciencia, demostrando que cada persona es la única Fuente de información sobre su experiencia personal de Vida. En este test se utilizan los músculos como indicadores, de la misma manera que un electricista utiliza un voltímetro. El test muscular es realmente un arte. La respuesta que nos ofrece el cuerpo cuando detecta desequilibrios musculares nos permite encontrar el tipo de fuente de energía desequilibrada y si es estructural, emocional, mental, nutricional, etc. Para ello buscamos músculos «facilitados o inhibidos» y nuestra biocomputadora nos lo muestra.

Eso sería trabajando en un consultorio terapéutico. En los Talleres de Comunicación con los Árboles, nos enseña cuál es el tipo de energía que la persona o el grupo participante necesita en ese momento.

Por qué no preguntar simplemente

Una pregunta directa no garantiza una respuesta directa. Las respuestas conscientes no expresan las verdades que nos hemos negado y suprimido en el subconsciente, que es lo que hemos preferido recordar para parecer lo más perfectos posibles. ¿Me querrían los demás si supieran de verdad como soy?

¿Y si nuestras creencias conscientes están en conflicto con la realidad subconsciente que es mucho más poderosa?

Un ejemplo, creencia consciente de que «yo trabajo al máximo para prosperar», pero ¿y si el subconsciente tiene grabado «todo es inútil», «yo no soy nadie»?

«Quiero encontrar pareja, el amor». Cuántas veces detrás de ese deseo, hemos encontrado un «no merezco ser amado/a», «tengo miedo o rechazo a los hombres/ mujeres».

Bien, esto es una pequeña muestra de lo que para mí es la kinesiología.

Con la inocencia del árbol

Al crecer, todos imitamos y aceptamos como nuestras las creencias transmitidas por nuestros padres como un acto de Amor; absorbemos sus sistemas de creencias por el simple hecho de estar con ellos y confiar. Primero los padres, después los profesores… en todos los casos pusimos mucho empeño para complacerles. Muchos de nosotros tuvimos que afrontar experiencias de dolor, vergüenza o castigos. ¿Cómo evitar la confusión? Nadie le enseña a un niño las técnicas para hacer frente a la duda, la ansiedad, la depresión. Dado que resulta duro vivir con tales emociones, aprendimos a taparlas, es más, aprendimos a tapar nuestros verdaderos sentimientos, si ellos mentían, nosotros también. Si ellos tenían problemas de aprendizaje, nosotros también. Si ellos no vivían de acuerdo con su propio compromiso de Vida, nosotros tampoco lo haríamos.

A los seis o siete años, las pautas de comportamiento están establecidas. El comportamiento de los adultos se convirtió en el nuestro, su verdad del mundo se convirtió en la imagen del nuestro. Ojalá hubiéramos sabido que los hábitos, las actitudes y los comportamientos inútiles de la infancia iban a quedar impresos en nosotros durante toda la Vida. Pero de niño, ¿quién de nosotros se daba cuenta de que realmente teníamos otra elección que no simplemente resistir?

¿Cuál fue el resultado? Perfección y resultados, las dos mayores preocupaciones imaginarias que hay que afrontar en la vida, nos atraparon desde niños. Aprendimos a jugar el juego de la Vida con las viejas reglas que sólo producen culpa, miedo y separación. Pasadas de generación a generación, esas viejas reglas nunca hicieron felices a nuestros abuelos, les fallaron a nuestros padres y a nosotros nos fallarán también.

Sería mejor que alguien nos hubiera enseñado desde niños que todo ser humano puede ELEGIR lo que quiere creer y que los sistemas de creencias son distintos según la experiencia y el conocimiento. Sería mejor que alguien nos hubiera enseñado que admitir los errores es una VIRTUD.

Ojalá hubiéramos sabido que podemos liberarnos de las actitudes que nos bloquean, de las expectativas de los demás. Ojalá conociéramos el poder absoluto que tiene nuestra mente consciente para conseguir objetivos que el Ser Interior puede realizar.

Éste es el objetivo de la kinesiología: volver a recuperar el máximo posible de nuestra autoridad y poder interior. Al integrar todos los aspectos de la persona conseguimos la suficiente seguridad como para hacer cambios que mejoren nuestra Vida, la suficiente seguridad para influir positivamente en la Vida de los que amamos y la valentía para que SIN MIEDO podamos contribuir a este crecimiento al que podemos acceder para convertir este planeta en un lugar del que sentirnos orgullosos.

La función de nuestros Árboles Maestros es recordarnos algo que ya sabemos. Cuando nos preguntamos quiénes somos, qué me ocurre, por qué no soy feliz, por qué me siento angustiado, triste, preocupado por todas esas emociones que nos aprisionan, ¿desde cuándo las tenemos?, ¿desde cuándo somos conscientes de que las llevamos con nosotros y se han convertido en nosotros mismos?

¿Cuál fue el primer momento que entregué quién Soy por miedo, por culpa, por creer que el otro sabe más que yo?

¿En qué momento dejé que lo externo empezara a manipularme, a influenciarme?

¿Cuándo empecé a ser dependiente de la aprobación de mis actos por alguien externo a mí? Los padres, los profesores, los amigos, el jefe, la pareja…

Los árboles encarnan cualidades de Luz, fuerza, Amor, generosidad, valentía, paciencia, los árboles están aquí para recordarnos en momentos de duda y flaqueza que esas cualidades las tenemos en nuestro interior, que somos Hijos de las Estrellas, del Cosmos, que nuestro paso por la Tierra es eso, pasar.

Trabajamos con quince Árboles Maestros. Quince cualidades que cada una de las especies de árboles nos aportan. En un fin de semana se trabajan tres árboles. Uno por la mañana, otro por la tarde y otro el domingo por la mañana.

Cada vez que se hace un taller, a cada persona que se dirige a nosotros, sea por teléfono o por correo electrónico, le pedimos una sola aclaración: ¿qué necesitas en este momento de tu vida? ¿Qué aspecto de ti crees que necesitas trabajar? ¿Qué te preocupa? Por eso les solicitamos que se traigan un OBJETIVO VITAL que les haga vibrar y sientan que les ha movido en la dirección de querer saber más de sí mismos, con la compañía y contacto de los Maestros Árboles.

También es verdad que en algunos casos la única razón que puede impulsar a un grupo de personas sea sencillamente que, como individuos o grupo, lo que les mueve es la simple contemplación de la Naturaleza, de salir de la ciudad, de pasear por el bosque. Para estar en contacto con los árboles no siempre hay que tener dudas existenciales, basta con querer disfrutar de su conocimiento. En ciertas ocasiones, el hecho de pasar un fin de semana en grupo, con nosotros, con los Árboles se convierte en la única pero igual de verdadera motivación.

Sin embargo debo advertiros, avisaros con vehemencia, de que al estar aquí con nosotros y nuestros aliados, los árboles, es muy probable que se remuevan «cositas» dentro de uno, y eso puede ser el regalo inesperado. Nuestra experiencia nos ha hecho vivir momentos mágicos con todo tipo de personas: las que venían con la inocencia y la entrega del que no sabe nada, las que no esperan nada, las que no han hecho ningún curso sobre espiritualidad, las que no meditan, las que no son terapeutas. También han sido maravillosamente atendidas las que, sencillamente, le gusta salir a caminar y disfrutar de la Naturaleza y vienen a pasar un fin de semana en contacto con la montaña, los árboles y conocer, por qué no, a gente nueva.

Conservo con ternura el recuerdo de una señora de mediana edad, profesora, que vivía sola y por lo poco que nos contó nunca se había casado y no tenía hijos. En su manera de comunicarlo había aceptación y comprensión de que por la razón que fuera dedicaba su vida a la enseñanza y le gustaba, vaya, estaba bien con su situación. Esta mujer vivió una de las experiencias más emotivas de este periplo con los árboles. Se entregaba al árbol que le tocaba con la inocencia y la confianza de una niña y éste la respondía igual, volvía de cada árbol llena de ternura, de amor, de tranquilidad.

Recuerdo que el último día, antes de marchar, tímidamente nos pidió si podía tocar el tambor. Es un TAMBOR con mayúsculas, fabricado por un artesano expresamente para Joan, un joven irlandés que conoció en un viaje a Perú (aunque ésta es otra historia que dejaremos aparcada). El caso es que esta encantadora mujer nos lo pidió, ya que por la noche habíamos estado tocando y cantando, pero ella no se atrevió. Por supuesto, se lo dejamos enseguida y, fue tan, tan bonito que describirlo es casi imposible. La mujer cogió el tambor, cerró los ojos y se puso de pie, enfrente de la chimenea que hay en la sala. Ensimismada empezó a tocarlo, primero suavecito, despacito, como es ella, y al tiempo que tocaba se iba moviendo por la sala hasta que empezó a tocar fuerte, con energía y determinación hasta que acabó exhausta, llorando y riendo. Su emoción nos arrastró como un vendaval a todos nosotros; todo el grupo fue testigo de su transformación y desde aquí sigo agradeciendo a la Vida y a nuestro trabajo con los árboles el poder ser testigos de maravillas como ese momento. Y con este relato quiero añadir que a esta maestra no le pasaba nada, ¡venía por venir! Gracias.

CÓMO TRABAJAMOS UN FIN DE SEMANA

Antes de empezar un taller de fin de semana, ni Joan ni yo sabemos que árboles serán los elegidos hasta que el grupo no está al completo, momento que ya se procede a las pertinentes presentaciones entre los participantes. Cada grupo tiene, casi como por arte de magia, unas características que lo hace único. Es por ello que la existencia efímera pero intensa que compartimos la recuerdo con cariño y la saludo con agradecimiento, respeto y un profundo sentimiento de amor por cada persona que ha confiado en nosotros, pero sobre todo se ha confiado a los árboles. Poco podía pensar cuando iniciamos esta propuesta que a ella acudirían personas de todo el país, Madrid, Pamplona, Vitoria, Girona, Murcia, Barcelona, ¡incluso del pueblo de al lado, de Sant Llorenç de Morunys!

Es conmovedor sentir los nervios, la emoción y las ganas de saber qué pasará, que aflorará en las personas que acuden por primera vez. Pero también se capta la inquietud de los que vienen por segunda o tercera vez. Estas personas que conocen la metodología, la forma en que trabajamos, no pueden evitar traslucir una cierta gravedad en el rostro. Al fin y al cabo, saben que visitarán a otro gran Maestro.

Así que en quienes repiten, en cierto sentido, existe la curiosidad por la selección que trabajará el grupo. ¿Cuál será el Árbol Maestro, qué les dirá, será como la vez anterior? Reconozco que después de la primera experiencia, la mente puede jugar malas pasadas, porque ella, que es una resabiada, cree que ya sabe lo que va a pasar y se cree estar en ventaja respecto a los que vienen por primera vez. Pero sea cuál sea el punto de partida de los participantes la experiencia nos muestra que los árboles nunca han fallado a nadie.

Como iba diciendo, nosotros no dudamos y los Árboles Maestros no fallan. Esto es un hecho. Creo que estaréis de acuerdo en que no es lo mismo hablar con papá que con mamá y que recibes diferente información si hablas con un profesor de matemáticas que de literatura. Ahí está, pues, la magia de esta experiencia de acercamiento a la grandeza de la Naturaleza. Estar en presencia de un roble, de un tilo, de un fresno, o de una encina no tiene nada que ver ya que las informaciones que recibes son distintas. Y también depende de la cuestión que planteemos o del momento del encuentro.

Ésa es la magia que ha fluido desde que empezamos. No hay un solo árbol que defraude, cada árbol es capaz de otorgar una cualidad, un mensaje que la persona no espera y que ciertamente no deja indiferente. Así que la cuestión que lanzamos es ¿puede una persona desaprovechar la ocasión de conocer a otro ser humano porque ya conoce a varios? Nadie duda de la riqueza que supone hacer nuevas amistades entre los seres humanos. Pues eso mismo sucede con los árboles: ¿vamos a desaprovechar la ocasión de conocer a un árbol porque ya hemos conocido a otro?

Antes de empezar el taller explicamos qué es la kinesiología para que los participantes comprendan que no hay ningún truco en lo que vamos a iniciar. También pedimos a cada persona del grupo que recuerde cuál es el objetivo que se ha marcado para esta ocasión. Luego, con los ojos abiertos, ya que se trata de que cada persona esté bien presente en el aquí y ahora, les pedimos que se den las manos y elijo a una de las personas para hacer el test.

De este modo y con la lista de los quince árboles se testa cada uno de ellos hasta conseguir obtener la respuesta de los tres árboles que mejor pueden satisfacer las necesidades del grupo y, a la vez, las necesidades individuales.

Sin duda, éste es uno de los momentos para mí más excepcional, puesto que no puedo evitar empatizar con la energía vibrante y emocionada que en esos momentos capto de los árboles. En cierta ocasión leí en un libro del Dr. Bach que al salir a buscar las flores de la terapia que lleva su nombre y que necesitaba para preparar sus remedios, las flores le suplicaban: ¡¡Escógeme a mí, a mí!! A mí me sucede algo parecido, pues siento la felicidad, la alegría de cada árbol, esa ansia del colectivo por ser el elegido y poder estar en presencia del ser humano.

Os transmito lo que es una sensación porque sin lugar a dudas la realidad de lo que sucede seguramente es más compleja. De hecho, a los miembros del grupo les indicamos la ubicación de la especie de árbol seleccionado, pero no concretamos el ejemplar, eso se deja a la preferencia o intuición de cada persona. Lo curioso es que a lo largo de estos años he podido apreciar que a veces en la comunidad de los árboles uno en particular puede ser el escogido entre ellos para estar en presencia de una persona determinada. Incluso he podido sentir que un ejemplar concreto de un árbol de los alrededores de La Masía me llamaba directamente porque se ofrecía «personalmente» a atender a un participante concreto. Sea cual sea la situación, una no puede sino emocionarse por la magia de cada taller.

Toda pregunta tiene su respuesta

Cada árbol posee una cualidad diferente. La posibilidad de testar con la técnica de la kinesiología cuál podría ser el árbol más acorde a la persona permite evitar que haya una racionalización en el proceso y aflore lo inconsciente del objetivo que aporta cada persona. De este modo es más fácil que se pueda recibir la cualidad que necesita cada uno de los participantes.

Dado que se trabaja con tres árboles y normalmente son seis personas, lo mágico es que por una simple cuestión de probabilidad accedemos a algo intangible que conducirá a que las cualidades que brindarán los árboles sean enriquecedoras para todas las personas. En algunos casos nos damos cuenta que se da la situación de que una de las personas se abre totalmente con el primero de los tres árboles y, dado que estas experiencias se comparten, las otras personas también reciben el mensaje. Lógicamente, cuando es de forma indirecta al resto de los participantes no les mueve tanto, pero por experiencia sabemos que un primer contacto menos intenso puede ser el preludio de una vivencia que ya sea en el contacto con el segundo o el tercero les toque el Alma.

Recuerdo al respecto una máxima que me acompaña desde hace mucho tiempo: «Una buena pregunta merece una buena respuesta», y para obtenerla hay que dirigirse a quien crees que mejor te entenderá con el fin de que te la pueda dar. Pero a veces no es así y te diriges a quien es menos versado en la cuestión.

Hay una realidad incuestionable y es que los árboles siempre desprenden la energía de la cualidad que les pertenece. Por tanto, más allá de las sensaciones o incluso de la «respuesta», el simple contacto con el árbol ya nos permite recibir, aunque sea de forma imperceptible para nuestro cuerpo físico.

A veces resulta que uno recibe sin saberlo algo que no estaba entre sus objetivos, pero que sí que yacía en el fondo de nuestro Ser. Para ser más explícita me gustaría compartir una cuestión personal porque ilustra con precisión lo que trato de transmitir. Os diré que tengo horror a los conflictos, a generarlos yo o a que éstos bailen por mi alrededor. Así que en lo práctico casi siempre prefiero callar antes que acontezca una acalorada discusión. Por lo que si, finalmente, alguien me arrastra a esta situación me estreso mucho. Y no es un callar del tipo:

«Un amigo se encuentra a otro a quien hacía tiempo que no veía y le dice todo efusivo:

—¡Eehhh, qué bien te veo, estás rejuvenecido!

El amigo, agradecido, le dice calmosamente:

—Sí, es que nunca me discuto con nadie.

El otro, indignado y ofuscado con la respuesta, le contesta:

—¡Sí, hombre, será por eso!

La respuesta del amigo es:

—Bueno, pues será por otra cosa».

Con esta anécdota quiero ilustrar que no es que calle porque todo me parezca bien, sino por el miedo a que el otro se enfade o se ofenda y, ante esta posibilidad, opto por quedarme muda, callada.

Cuando estamos solos en La Masía aprovechamos para trabajar o profundizar en nuestras perspectivas personales. Recuerdo que en unas vacaciones de hace tiempo me surgía continuamente la cuestión sobre cómo afrontar los miedos, así que decidí ver qué pasaba. Ahora puedo dar testimonio de la importancia de saber elegir cuál es la energía y qué cualidad de las que desprende cada árbol es necesaria para abordar un determinado asunto, preocupación, etc.

En aquella ocasión, me dejé llevar por el criterio de mi mente, de mi personalidad, y por lo tanto pensé: «Bueno, cualquier árbol estará a la altura de lo que le planteo, pues todos son colaboradores y todas sus cualidades son necesarias en la Vida humana». Así que sin pensarlo me dirigí a un Tilo, confiando en que la Madre Naturaleza me ayudaría. Estuve bastante rato ante su presencia y no pasaba nada de nada. En aquel momento, pensé: «Vale, parece que no está o será que hoy no me sé conectar».

Al día siguiente, me fui ante el saúco y nuevamente me pareció que no recibía respuesta alguna. Lo cierto es que el tema se convirtió en algo importante durante ese tiempo y acabó siendo recurrente y cansino. En otras palabras, empezaba a sentirme agobiada y me invadía una cierta angustia, por lo que decidí perseverar y continuar la búsqueda. La pregunta siempre era la misma, ¿cómo puedo hacer para superar mi miedo a enfrentarme a los conflictos?

Creí que la obsesión se me pasaría, que meditando en silencio entendería. Aprovecho aquí para recalcar que el trabajo con los árboles no es substitutivo ni resta importancia a cualquier otra técnica que tengamos a disposición para restablecer la calma y sentir que nos llega la comprensión. Pero había que aprovechar que en aquellas vacaciones estábamos en nuestra particular y amada zona rodeados de Maestros y no cejé hasta conseguir lo que estaba buscando.

Una tarde se me encendió la luz. La respuesta pensé debía estar en el fresno, cómo no había caído: la energía del Amor Crístico, la que disuelve la culpa que creemos tener, la que nos impulsa a alcanzar el perdón por los errores o por este sentimiento de frustración. Así que con firmeza fui al encuentro del fresno. Tras estar en su presencia un largo rato, nuevamente, el mismo resultado: silencio absoluto.

En este valle, los fresnos crecen al lado de un riachuelo, son absolutamente espectaculares y en todas las ocasiones que hemos llevado a grupos ante ellos, o al tilo o al saúco, han respondido, así que estaba algo perpleja por ese «silencio colectivo». Tras este nuevo fiasco continuamos nuestro paseo riachuelo arriba y «casualmente» fuimos a dar con la robleda a la que llevamos a los grupos a trabajar cuando el árbol que sale es el roble. Dicho sea de paso, estas arboledas se encuentran en la base de nuestro valle por lo que hay que ir en coche.

La cuestión es que fuimos a parar allí por casualidad. Joan me sugirió inocentemente que nos acercáramos y aprovecháramos la situación. Para entonces yo ya me sentía estresada ante tanto silencio. Así que a pesar de su insistencia evitaba aceptar esta posibilidad. No tenía un argumento concreto, sino simplemente era algo parecido a una especie de pataleta.

Sin decir nada más, Joan tomó el sendero que conducía a esta impresionante robleda. Yo estaba allí, plantada, en medio del camino, mirándolos y debo reconocer que estaba admirada por su magnífico porte. Esos robles son árboles grandiosos y potentes y con ellos hemos vivido experiencias que dejan huella.

Insisto, me sentía como una niña en plena rabieta: «Que no, que no y que no», y mientras iba repitiéndome este mantra mental, sin darme cuenta mis pasos me llevaban hacia uno de ellos. Finalmente, me rendí y me senté con mi espalda apoyada en su fuerte tronco y seguía murmurando y refunfuñando: «¡Pues yo no pienso trabajar…!». Casi sin darme cuenta, y con el contacto de su corteza en mi espalda cerré los ojos y me dejé llevar.

Escuché una canción de las que se cantan en las ceremonias chamánicas:

> «El Maestro manda trabajar,
> El Maestro manda trabajar,
> El Maestro manda trabajar el Corazón…».

Sin poderme resistir quedé atrapada por la energía del roble que me absorbió. Sentía que me encontraba dentro de su tronco y como si este gigante me apresase. No era un abrazo, toda su energía me ahogaba y me preguntaba: «¿Quieres saber cómo se hace para dejar de tener miedo?». Y acto seguido, una afirmación: «Sólo hay una manera y es atravesándolo».

Era como si su tronco albergara todos esos miedos a los conflictos y yo estuviera en medio, me sentía aprisionada con lo que si me quedaba parada y quieta, me ahogaba. Debía salir, actuar, puesto que además sentí que empezaba a faltarme de verdad el aire y respiraba con dificultad. La voz interna del roble era tan determinante y tenía tanta fuerza que acabé llorando como el que rompe algo, de golpe, con liberación. Había atravesado ese campo de fuerza hecho de miedo y pude llorar hasta que se me pasó el efecto del empuje que el roble había producido en mi interior sobre ese tema.

Cuando me separé de él, me sentía tan sorprendida que no quise comentar nada. Por la noche estaba enfadada, muy enojada y confundida. Me sobrepasaba el hecho de no comprender muy bien lo que había sentido con el roble. En fin, que no podía dormir. De pronto, vino una imagen a mi cabeza, la de un plato hondo de sopa con pasta de fideos. El roble acudía a mi lado y lo llenaba con más fideos, por lo que el líquido de la sopa rebosaba del plato. Entonces entendí.

Cada vez que me he callado, he guardado el enfado y la angustia que generaba la situación en mi subconsciente, donde se han acumulado hasta que un evento de mi vida permitía que esa energía de enfado se expresara de golpe y de forma no proporcional. Los fideos que añadía el roble representaban su fuerza y su valentía para afrontar la situación y el caldo que rebosaba era toda esa energía acumulada de enfado y frustración en mi subconsciente. Por fin entendí el mensaje y la ayuda energética que me proporcionaba el roble. La respuesta me llegó de la forma más inesperada pero me sentí totalmente liberada.

A veces con la pregunta o la inquietud nos imaginamos la respuesta. En esta situación, la cuestión de fondo era la Sabiduría para entender algo, una cualidad que le pertenece al roble. A buen seguro que mi periplo por los otros árboles ya estaba en el «aire» del valle. Así que cuando «casualmente» nos acercamos al robledal, más que un encuentro fue una llamada. Quizá por ello la experiencia fue tan rápida y potente. Imagino que esta pregunta, cuya respuesta hacía tantos días que buscaba y resonaba en mi campo energético, tenía su propio eco, el cual fue tomado por el roble.

Esta experiencia confirma que los árboles están a nuestra disposición, siempre y cuando lo que preguntemos o necesitemos tenga que ver con su energía y su cualidad. De ahí que me parece importante remarcar la elección de los árboles en el trabajo que proponemos. Otra cosa es lo que sucede después. Cuando una persona, en su ciudad, en su pueblo, sienta interés o curiosidad por acercarse a ellos y sentirlos, conocerlos y respirarlos. Ahí está la clave, es la propia experimentación la que poco a poco la conducirá al árbol más apropiado.

De ahí el agradecimiento que siento por la kinesiología, puesto que mi criterio personal no participa en la elección de los árboles más adecuados para cada grupo que nos ha llegado a los talleres.

Un ambiente propicio en un espacio acogedor

El Taller de Comunicación con los Árboles no es sólo un trabajo de grupo, aunque éste resulte de una ayuda inestimable. Esencialmente, se trata de crear un ambiente en el que la persona disponga de las condiciones para dialogar consigo misma, con su interior, con lo que cada una sabe de sí misma, de su relación con los demás. Sin duda, esta necesaria apertura con uno mismo al estar en grupo lo facilita, pero en última instancia cada persona estará a solas con el árbol y, por lo tanto, la experiencia se vivirá de forma personal.

Algunas veces nos han preguntado: «¿Por qué sólo seis personas?». No hay otra razón que la logística pura y dura. En este caso no hay secreto alguno ni números mágicos. Es lo que da de sí el alojamiento de La Masía de forma que podamos convivir con los participantes guardando también un cierto grado de intimidad.

La Masía dispone de un gran salón y una enorme chimenea, delante de la cual, en la noche del sábado, nos sentamos y el fuego nos acoge para hablar, disfrutar de su calor y sus crepitaciones, del silencio. También es el entorno en el que se acostumbra a tocar el Tambor y cantar con la inocencia y la disculpa del que es consciente que no sabe nada de música y disfruta de la locura de dejarse ir. Un entorno en el cual todas las personas pueden despojarse de la timidez.

La elección de los tres árboles a través del test kinesiológico se conoce tras la cena de la llegada, dejamos que los participantes sean acogidos por la propia energía del Valle. Sin embargo, la experiencia nos ha demostrado la importancia de no iniciar el taller sin una práctica que incremente la energía vital. Para ello conducimos a los participantes a un pequeño montículo situado cerca de la casa en el que proponemos a los integrantes llevar a cabo una pequeña meditación guiada por Joan. Ésta contribuye a incrementar la vibración, a relajar el sistema nervioso, a centrarnos en el espacio-tiempo presente. Finalmente, la práctica de unas respiraciones específicas para esta situación facilita el acceso al cuerpo energético grupal de los participantes que ese fin de semana forman el grupo.

Una vez acabada la meditación, la energía personal y colectiva se ha transmutado. Regresamos en silencio y en el ambiente se detecta ya las ganas de empezar. Desde ese momento cada cual se acercará a su primer árbol. Tan sólo damos unas pocas indicaciones, que la persona se deje llevar por su intuición a la hora de elegir el árbol. A veces, escogen un árbol porque es fácil de acceder a él, o puede ser por lo contrario: les atrae su ubicación difícil y el tener que esforzarse para llegar junto a él. Puede ser porque lo encuentran bello, e incluso porque escuchan su llamada. Eso sí, aconsejamos trabajar con árboles que tengan más de siete años, que sea evidente que están sanos y que reciben la luz de día, los árboles son seres de Luz.

Nunca hemos pretendido dar explicaciones botánicas extensas, sabemos que hay abundante información de expertos en el tema y nosotros no lo somos, añadiría que, en todo caso, para nosotros es un taller que pretende potenciar al máximo el hemisferio derecho.

Después de dirigirse al primer árbol, cada persona vivirá su particular experiencia. De todas formas, es un trabajo práctico y vivencial y sumergirse en la energía del árbol nunca es igual. A veces, en el primer momento, el hemisferio izquierdo se rebela como un caballo salvaje argumentando la pérdida de tiempo que se ha de pasar junto al pie de un árbol en silencio. Pero nuestra experiencia nos ha demostrado que gracias al trabajo grupal después de cada encuentro con un árbol, poco a poco, va difundiéndose una dimensión de calma que para muchas personas puede ser su primer contacto.

Frente al árbol cada participante llega sólo con una pequeña libreta para que durante el espacio de tiempo de contacto pueda anotar sus ideas, lo que siente y lo que entiende o que, simplemente, reconozca que no se ha sentido nada, que no se ha entendido nada. Cada persona permanecerá unos cuarenta y cinco minutos al pie de un árbol. Pasado este tiempo damos un aviso sonoro para reunirnos como grupo. En algún lugar cercano al conjunto de los árboles nos sentamos y es entonces cuando cada cual expresa su experiencia, sea la que sea y dure lo que dure su transmisión. A nosotros el sistema con el que trabajamos nos ha dado tantas pruebas de su eficacia que no nos genera ninguna duda.

A lo largo de todos estos años, podemos afirmar el hecho constatable de que personas que no se conocen de nada en el momento de compartir su experiencia, con más o menos palabras, con más o menos comprensión o incluso perplejidad por la aparente insensibilidad, se refieren claramente a la misma cualidad del árbol en cuestión con el que se han comunicado.

Es decir, taller tras taller, el pino es referido como, alegría, luz interior, el roble como sabiduría y fuerza, etc. No es una cuestión de imaginación colectiva, o de condicionamiento, sino la comprobación de una realidad que por increíble que parezca se da.

Una vez pasado el estrés de compartir las impresiones sobre el primer acercamiento al árbol, llega nuestro turno y les damos la información sobre la cualidad del árbol al que se han acercado. Les doy el nombre de la cualidad, cómo lo llamamos, y hablamos largamente de quién es el Maestro visitado.

Entonces, viene el segundo intento. Un segundo acercamiento, en el que se invita a los participantes a volver nuevamente al mismo árbol o a elegir otro de la misma especie. Aquí reside el secreto de la eficacia de nuestro método. El primer contacto es una cita a ciegas para el hemisferio izquierdo, el que lo quiere saber todo, el que no sabe sobrevivir sin el análisis constante, el que recuerda y archiva toda la información que recibimos en su particular biblioteca. Por tanto, eso da una ventaja al hemisferio derecho, el que siente, el que escucha el corazón y le permite entrar en acción.

Un reto a la intuición

El Taller de Comunicación con los Árboles se diseñó para aprehender, no para almacenar información, ni acumular detalles o datos, sino para experimentar lo sutil. No es una invitación a vaciar la mente, sino una oportunidad para desapegarnos de los recuerdos, pues éstos son las invisibles cadenas que limitan nuestra mente. No es un taller para abrazarse a los árboles, o simplemente para sanarse con ellos. Es un espacio para sentir, percibir, fundirse con la energía del árbol.«A los árboles nos rige el Deseo del Creador, a los humanos os dirige vuestro propio entendimiento».

Comunicarse con los árboles es un reto para la intuición, para el sexto sentido a que éste despierte, a que lo que no se percibe con los sentidos tradicionales se sienta, se oiga, se intuya, sin referencias ni datos cognitivos. Esto estresa bastante a la mente, tanto, que la mayoría de veces nuestros participantes acaban muy cansados, o con dolor de cabeza.

Siempre nos maravilla observar que, poco a poco, los participantes se relajan, entienden que no es nada raro escuchar en el propio cuerpo la energía de la Naturaleza, que se trata de gozar del placer de estar tres cuartos de hora en compañía de un árbol y lo que es mejor, en la compañía de uno mismo, de nuestra presencia, sin pensar en nada más que estar.

Una de las consignas que damos es que de la misma manera que un árbol respira el anhídrido carbónico y lo transforma en energía de Vida, en oxígeno, es capaz también de transformar nuestras emociones digamos «negativas», el estrés, los nervios, etc. en energía vitalizante, armonía, calma, claridad de mente…, pero para ello no hay que resistirse a su presencia.

No hay secretos, no hay palabras mágicas, ni vestimentas especiales ni rituales esotéricos, sólo una única actitud ceremonial que mantener, la intención pura de Ser y dejarse enamorar por ellos.

El cambio de actitud con respecto al segundo árbol es algo que siempre nos ha sorprendido por su evidencia. En casi todas las experiencias, al segundo contacto se va con ganas, con entusiasmo. Es la evidencia del flechazo recibido en el primer contacto.

A partir de este primer contacto, normalmente, sea el árbol que sea ya no les defraudará, ya que siempre hay una comprensión, una palabra, una percepción sutil, una visión que será una pista. A veces, la percepción de que el participante no ha sentido nada es aún más enternecedora: «Es igual, estaba tan bien y tan a gusto a su lado, mirando el paisaje, escuchando el silencio y dándome cuenta de que hacía mucho tiempo que no me daba este espacio… que me doy por satisfecha/o».

Me ha pasado más de una vez, en algún seminario de otros temas, que al referirme a nuestro trabajo enseñando sobre la comunicación con los árboles el comentario de algún participante ha sido: «Sí, sí, yo también abrazo a los árboles», «Ah, hablar con los árboles, sí yo hablo con ellos, me gustan mucho». Entonces, simplemente les contesto, con respeto e intentando despertar su curiosidad: «Sí, hablar, hablamos con ellos, pero los escuchamos?».

Alguna vez, el interlocutor reacciona y me pregunta qué es lo que quiero decir, y otras veces siento que entra en rechazo o indiferencia. Así que el tema de promocionar los talleres, su difusión, dar a conocer la información de quiénes somos, qué hacemos, la verdad, no es ni ha sido fácil.

MENSAJE DESDE EL CENTRO DEL UNIVERSO

*C*uando al final del primer día, alguno de los participantes todavía no ha recibido de la presencia del árbol ninguna información evidente le espera una sorpresa. Un mensaje desde el centro del Universo gracias a la herramienta de la Rueda Maya o también llamada Tzolkin.

Corría el año 2004 y, mientras yo realizaba la formación de kinesiología en Montmeló, Joan se iniciaba en el estudio del Tzolkin o calendario sagrado maya. Lo que empezó siendo un interés por un conocimiento ancestral ha terminado siendo una verdadera pasión que culminó con la publicación de un libro sobre el tema titulado *El Nuevo Sol* y una aplicación para dispositivos móviles (APP) que permite calcular el llamado kin maya e interpretar con éste nuestra existencia. Una información que fue conservada celosamente por los sabios de las culturas nativas de Guatemala y que hoy está también disponible para las personas de Occidente.

Transcribo del libro un pequeño resumen de lo que se les explica en ese momento del sábado por la noche a cada participante de forma personal e individualizada:

«Cada día desciende sobre la Tierra una Energía, un quantum energético, que es la combinación de un Sello o Glifo y de una de las trece Vibraciones que componen el calendario y que son fundamentales en la creación. El día de nuestro nacimiento recibimos y nos impregnamos de la energía vibración que está descendiendo ese día sobre la Tierra. Así, esta energía se convierte para nosotros en nuestro kin y nos acompañará para siempre a lo largo de nuestra existencia».

La herramienta del Tzolkin en realidad es un mensaje emitido desde el centro del Universo, una información que lleva en sí misma unido el principio femenino y el principio masculino, lo intuitivo y lo racional, la dualidad que caracteriza esta existencia terrenal de forma cohesiva.

El taller lo impartimos a dúo, un hombre y una mujer. Joan y yo llevamos casados más de treinta años. Joan representa el hemisferio izquierdo, la razón, la estructura, el ritmo, el conductor externo, la acción, el que encarna la figura del Padre, la energía masculina, el que te demuestra que puedes confiar en él, en fin, el que el domingo por la mañana, en vez de llamarnos con el despertador, nos levanta de la cama con el son del tambor a lo indio, ¡con una fuerza y pasión que despierta a las mismas piedras! Joan es quien guía las meditaciones puesto que más allá de lo metódico le da la estructura y traza el camino necesario para llegar y llevarnos a ese lugar de calma a nuestra mente, es el guía perfecto, tanto cuando vamos de excursión por la montaña como cuando nos adentramos en el terreno mágico y misterioso del mundo espiritual.

Es, pues, un trabajo a dúo que a la vez nos permite la plena expresión de cómo somos cada uno de nosotros. Mi aportación es la parte femenina. No me busques cuando no sabes dónde estoy porque nunca voy por el mismo camino. En el taller represento el lado derecho de nuestro hemisferio cerebral, la empatía, el amor maternal, los cuidados, el mimo, la interiorización imprevisible, expreso la emoción sin contener ya que soy capaz de dar la explicación de las claves del árbol y sentirlo a la vez, llorar de alegría mientras hablo y reír a un tiempo, sin contención, cantar y tocar con el mismo tambor que llama a la acción o hacer vibrar al grupo con las notas de una nana india.

La suma de ambos forma un *pack*, la adición de dos energías que se necesitan y se complementan como así es en el Universo, la energía del hemisferio izquierdo y la del hemisferio derecho que han encontrado su lugar perfecto para expresarse y aprender.

Nada es casual, y esta unión vital que concebimos los dos también ha sido el centro desde el cual nos hemos dejado llevar por la intuición sin razonar o intentar educar el desbordante mundo emocional. Personalmente, esta característica de sensibilidad exagerada es la que me impulsa a hacer lo que hacemos y que en el mundo cotidiano es difícil de sobrellevar. ¿Os suena? Seguro que sí.

Personas altamente sensibles

A veces, cuando pienso en esta particular relación que he establecido con los árboles, me gustaría ser como los demás, no preguntarme tanto las cosas, no depender tanto del estado anímico de quienes me rodean, no sentir que un día toco el Cielo, repleta de alegría, ávida por compartir, reír, amar, y otro caigo en el infierno, la oscuridad, el juzgarme sin cesar, etc.

El caso es que precisamente es esa alta sensibilidad, que no sensiblería, la que nos permite ponernos a disposición de los demás. Pero primero hay que superar los miedos, las dudas, las críticas hacia uno mismo, la aceptación de que cada uno es como es. Sólo después de llevar a cabo este intenso trabajo interior para demostrarnos que uno no es raro es cuando surge el milagro, el regalo. En mi caso, la aceptación de la capacidad de comunicación con los árboles, gracias a la cual puedo ser la relaciones públicas entre ellos y los seres humanos, la traductora que permite que otras personas accedan a comprender la energía que emana del contacto con ellos.

Curiosamente, mientras escribía este libro encontré un escrito que habla precisamente de las personas altamente sensibles (PAS). Dado el interés que despierta, no he podido resistir el hecho de compartir un breve resumen del mismo.

PAS

Yo soy una persona altamente sensible. Puedo captar emociones, olores, energías que ni yo misma soy capaz de describir. A veces, mis experiencias emocionales y sensitivas me desbordan y no consigo comprenderlas.

Me han dicho muchas veces eso de «no te compliques tanto la vida». De hecho, lo he oído tantas veces que he creído que tenía un problema. He pensado que exageraba, que vivía de una forma diferente, que lo estaba haciendo difícil y que sufría porque yo me lo había buscado. Ha sido difícil no tener a nadie con quien compartir mis experiencias, me he avergonzado por ser así y me he sentido atrapada por la necesidad de fingir.

Nuestra piel es la barrera que separa nuestro interior del exterior, es nuestra capa de protección. Sin embargo, las PAS tenemos la piel muy porosa, nuestra barrera es muy fina, lo cual permite que las energías externas penetren fácilmente en nuestro interior.

La hipersensibilidad es un caldo de cultivo para muchas enfermedades. No siempre logramos desbloquearnos ni deshacer nuestras sensaciones, y cuando no lo hacemos comenzamos a tener dolencias físicas, como problemas de piel o digestivos.

Puedo sufrir depresión si no canalizo bien mis emociones pues el hecho de no comprenderme implica que no me acepte y no sepa quererme. En este mundo, no es nada fácil que la gente como yo se reconozca. Por eso, desde que sé que soy una PAS, desde que sé que no tengo un problema, he conseguido sentirme mejor y relajarme. No nos enseñan a ser sensibles, de hecho, nos educan para ocultar nuestra sensibilidad.

Por eso hay veces que tengo que esconderme o buscar la soledad para sentir, para sentirme y saber que no me he ido, que sigo siendo yo en un mundo que no me entiende.

Mi cerebro y mi sistema nervioso están conectados de tal manera que tengo una mayor sintonía emocional conmigo misma, con los demás y con el mundo. Cuando me cuentas que sufres, yo sufro intensamente, cuando me cuentas que estás alegre, siento la euforia contenida.

Además de ser excepcionalmente emocional, soy altamente sensible en otros aspectos: a veces los ruidos, los olores me resultan demasiado intensos y soy capaz de sentir la energía que flota en el ambiente y que puede pasar desapercibida para el resto de la gente.

Las PAS somos hábiles poniéndonos máscaras. Lo hacemos porque no nos queda otro remedio, porque es muy difícil organizar nuestros pensamientos y nuestros sentimientos en un mundo que no está organizado para nosotros. La gente me puede definir como alegre y sonriente. A veces, también me ahogo. Simplemente, mi entorno muchas veces me abruma y mi ánimo se viene abajo.

En este mundo hay falta de empatía, ante las adversidades me he sentido vulnerable y débil. Pero ahora que sé que soy una PAS quiero reclamar mi sitio, me toca trabajarme y mejorarme.

Dicen que las PAS somos seres de PAZ, que queremos vivir tranquilos y que creemos que la gente es buena. Hoy puedo sentirme orgullosa de este DON. Yo soy una PAS y quizá tú también lo eres.

No tengas miedo del cambio, busca la ocupación que te llene, cambia de trabajo si es necesario, ésta es mi realidad y puede ser la tuya. Quizás estas palabras sean las que necesitabas oír para empezar a valorarte de verdad. No podemos cambiar nuestro pasado, pero siempre es posible escribir un nuevo final.

La luciérnaga y la serpiente

Hay un cuento que me gusta recordar cuando se trata de comprender o aceptar las consecuencias de ser diferente:

Se cuenta que, en una ocasión, una luciérnaga se veía perseguida día tras día por una serpiente.

Por más que la luciérnaga se escondía y elegía otros caminos para huir, el acoso de la serpiente era tenaz y sin tregua.

Un día, agotada y confundida, la pequeña luciérnaga se enfrentó a su perseguidora y le habló:

—No puedo más, no lo entiendo, así que me rindo, sé que vas a comerme, pero antes quisiera hacerte tres preguntas.

La serpiente le contestó

—No tengo por costumbre apiadarme de mis presas, pero haré una excepción contigo. Dime, ¿qué tres preguntas son?

La luciérnaga, entristecida y cansada por la larga persecución a la que se había sentido sometida, le preguntó:

—¿Acaso te he hecho algún daño?

—No –contestó la serpiente–.

—¿Pertenezco a tu cadena alimenticia? –siguió preguntando la luciérnaga.

Nuevamente, la serpiente contestó:

—No.

—Entonces, ¿por qué quieres comerme?

La serpiente, con sangre fría y sin un ápice de empatía, le gritó:

—¡¡¡¡Porque no soporto que brilles!!!!

La rotura del bloqueo

Cuántas veces hemos oído la palabra» «bloqueo. ¿Qué quiere decir? ¿Qué significa me siento bloqueada? o bien ¿cuándo en terapia decimos «tienes tal circuito, tal chacra o tal emoción bloqueada?

El ejemplo que mejor puede ilustrar la idea de bloqueo y que de forma real lo hemos sufrido más de una vez en La Masía es el de una manguera de agua. Al estar situada en lo alto de la montaña, nuestra vivienda tiene el privilegio de acceder a una fuente natural de agua que captamos en su mismo nacimiento, o sea que es agua llena de pureza energética, de pureza de información. El agua llega a la casa por medio de una manguera que recorre varios kilómetros y que durante este trayecto está expuesta al sol, el calor, la actividad de los animales, que a veces la muerden o la pisotean, el frío del invierno, el hielo, etc. Si por la razón que sea el agua no fluye con la presión y el volumen que debe, puede ser por múltiples causas: que le haya caído una piedra encima, que se haya agujereado con el desgaste luminoso del plástico o se haya quebrado en una helada. En definitiva: cuando nos encontramos con pérdidas de presión en la salida del grifo del agua está claro que algo pasa.

Lo mismo sucede con las personas, cuando éstas se encuentran con poca energía, poca vitalidad, puesto que nuestros circuitos emocionales, nuestra vitalidad física necesitan también del fluir de la Vida. Especialmente, las emociones, sean las que sean, de la misma manera que entran necesitan salir. Cuando las circunstancias que nos rodean nos superan, puede ser que sin darnos cuenta el fluido de la energía de la Vida haya menguado, lo cual nos debilita. Aunque podemos sobrevivir con menos caudal energético, no siempre éste es suficiente para realizar todas nuestras funciones vitales con la facilidad que caracteriza el fluir vital.

Todo esto viene a que alguna vez han asistido a nuestros talleres personas que evidenciaban nudos o pérdidas en su energía vital de una forma evidente. Su actitud, su cara, su ánimo, la posición de su cuerpo físico así lo expresaban. Personas que, como la manguera del agua, necesitan que alguien se dé cuenta de que hay un escape o un bloqueo. A veces, uno mismo no lo percibe hasta que ocurre algo que nos lo muestra. Una de las causas que más bloqueos nos producen a niveles muy profundos es la ignorancia y el rechazo a los cambios.

Nuevamente me gustaría ilustrar esta idea con una experiencia vivida. Cuando se inician los talleres, de cada una de las personas participantes sabemos muy poco puesto que de entrada nadie explica su vida, ni por qué ha venido, ni cuál es su objetivo. Sin embargo, poco a poco, gracias al contacto con los árboles afloran realidades que a veces son sorprendentes incluso para los propios participantes. Una de estas personas fue una mujer cuyo encuentro con el último árbol fue revelador ya que le puso de manifiesto que sufría un conflicto interno que ejercía sobre ella un gran poder y que además le estaba agobiando.

Se trataba de una mujer casada, que quería a su marido, con tres hijos, uno de los cuales en esos días precisamente había tenido un bebé, una niña. Todos estaban bien y muy contentos. Sin embargo, el encuentro con el tercer árbol, el espino albar, el Maestro del Amor incondicional, la personificación en la Tierra de la Divina Madre, de *Stella Maris*, del Amor con mayúsculas, la rompió literalmente.

El espino albar le hizo aflorar un estado que su subconsciente tenía bien guardado y que provocaba que el 90 por 100 de sus actos, de sus pensamientos y de sus emociones no fuera fluido. Su madre se hallaba muy enferma y estaba ingresada desde hacía tiempo con un diagnóstico terminal. Dado que ella era enfermera, actuaba como si ese momento final de su madre lo hubiera asumido y era consciente de ello. El espino albar le hizo ver que no, que había una emoción de miedo con respecto a la muerte, al cambio, a la enfermedad letal, a la pérdida. Esta situación había bloqueado profundamente la emoción de la alegría que sentía ante el nacimiento de su nieta. A pesar de ser abuela y celebrar la Vida, el sentimiento que llenaba todo su día a día era el de la Muerte.

El espino albar le hizo comprender que su foco estaba puesto en el futuro, en la muerte de su madre y no era capaz de ver ni disfrutar del regalo de la Vida en acción que tenía delante: el presente que era el milagro de la Vida representado por el bebé. La mujer se dejó envolver por la energía del árbol, cómo sentía el latir de su corazón, cómo se sorprendió por la revelación y sobre todo porque nunca hubiera imaginado que algo tan oculto en su mente consciente pudiera emerger con sólo permanecer al lado de un árbol. Fuimos testigos del arreglo de su «manguera». Esto quedó bien visible en su rostro, en su alegría, en la actitud que mantuvo el resto del domingo,. A lo largo de estos años hemos sido testigos del desbloqueo de emociones muy potentes y sumergidas profundamente. Los árboles, cada uno de ellos con su cualidad, han abierto nudos que ni los propios participantes imaginaban que existían.

LLEGÓ LA HORA DE HABLAR

Todo tiene su momento, y uno puede preguntarse el porqué de abrir y dar a conocer ahora el acercamiento para comunicarse con los árboles. Ésta no es una pregunta fácil de contestar, aunque quizá sí que puede comprenderse a partir de todo lo que hemos vivido hasta el día de hoy. Tampoco puedo negar que a mi modo de ver responde a una petición clara que he recibido y a la que no puedo dar la espalda y hacer ver que no la he oído, o que me la invento. Hay dos realidades que ilustran o ponen de manifiesto el privilegio de poder vivir lo que os estoy compartiendo. Una tiene que ver con una particularidad de nuestra Masía, la otra con cómo para llegar al Pirineo pasamos primero por la selva amazónica.

La casa llena de orbes

El día que adquirimos La Masía de ca l'Estret en el valle de La Coma i La Pedra, como ya he explicado, sólo tuvimos una duda: ¿para qué queríamos una casa tan grande? Visto en retrospectiva, sin embargo, la casa ha sido fundamental para nosotros. Uno podría pensar que para impartir un taller de fin de semana sobre cómo comunicarse con los árboles habría mil sitios para hacerlo, al fin y al cabo, árboles los hay por todas partes. Pero hay una realidad que a la vista de lo sucedido no podemos negar: la Masía ha sido algo más que un techo que nos acoge ya que sobre todo nos ha ofrecido un espacio de aprendizaje, un espacio que ha permitido expresarnos.

¡Del cielo te caen los clavos! Y así fue, una vez terminada la etapa en la que la Masía dejó de ser un espacio de reuniones familiares y de crecimiento para nuestros hijos adolescentes, le siguió otra cuya finalidad apuntaba a permitirnos dedicarnos a fondo a nuestro sueño: servirnos de la casa como una escuela de Vida en acción. La Masía guarda en las piedras de sus paredes muchos y gratos recuerdos. No podemos olvidar que ya desde el principio nos sorprendió por mostrarse como algo más vivo de lo que uno imagina para una casa.

Era un fin de semana a mediados de otoño en el que nuestros hijos habían invitado a dos amigos. Éstos tendrían ya unos catorce años y uno de ellos se puso a fotografiar el interior de la casa, como si quisiera hacer un reportaje de toda ella, así que fotografió la cocina, la sala de estar, la entrada, etc. Era una cámara digital por lo que se puede visualizar y comprobar enseguida la calidad de las imágenes. De pronto, vino hacia nosotros entusiasmado y nos enseñó lo que había captado la cámara. En la primera foto en que aparecía la sala, los chicos, los muebles, todo parecía normal, pero en la siguiente foto, sacada un segundo después, se veía exactamente el mismo encuadre pero toda ella estaba completamente inundada de unas pequeñas burbujas flotantes que rellenaban la escena que en la foto anterior era absolutamente nítida. Estas pequeñas burbujas o esferas luminosas captadas de forma azarosa eran lo que se conoce como «orbes» u «orbs».

Se puede pensar que los orbes son sólo efectos ópticos, y de hecho se dice que los que aparecen como el efecto de retrodispersión de los flashes utilizados en las cámaras fotográficas, pero hay investigadores rigurosos como el Dr. Klaus Heinemann que lo han descartado y que demuestran que no se trata de un efecto óptico. No entraremos ahora a describir este fenómeno ni todas las interpretaciones que giran en torno a él pues para esto ya está Internet. Sin embargo, para nosotros esta foto es la prueba de la cantidad de energía mágica que esta edificación, situada en plena montaña, nos comparte la experiencia. Lógicamente, ésta fue la primera, pero no la única y quizá por ello todavía sigue asombrándonos.

La selva amazónica nos reunió

Para llegar a nuestros árboles, primero tuvimos que ir a la selva amazónica. En la inmensidad de ese paraíso planetario es donde emergió la recuperación de una sabiduría que ya nos habitaba, pero que estaba entre nosotros oculta en los bosques que nos rodean. Nuestros árboles ya nos hablaban, sin embargo no los comprendíamos. En la selva amazónica aprendimos a descifrar su lenguaje.

De toda la diversidad que hay en la selva amazónica, los pueblos indígenas de la región reconocen doce árboles a los que llaman «palos maestros». La parte sensible de cada palo maestro varía: en uno puede ser la hoja, en otro la raíz, las flores, el fruto o la corteza. A veces se elabora un brebaje con alguna de sus partes sensibles y, otras, éstas se mezclan con plantas especiales. Para estos indígenas la esencia de estos árboles maestros se toma en forma de bebida.

Los indígenas denominan a la vida que anima a estos palos maestros «genios» y esos «genios» son los que instruyen directamente al maestro vegetalista, sin intermediarios. Esos «genios» son los que les explican cómo se elabora la medicina, qué mezclas hay que preparar y para qué sirven cada una de ellas. Su universidad es distinta a la nuestra, pues ellos trabajan con el hemisferio derecho. Es importante aclarar que en la selva ellos, los guardianes de esta sabiduría, no se hacen llamar «chamanes», éste es un término que utilizamos los occidentales. Ellos son Maestros Vegetalistas y, según sea su especialidad, hay el maestro tabaquero, el maestro perfumista, etc.

Fueron necesarios tres viajes a la selva de Perú guiados por el mismo maestro vegetalista que atendía a nuestro grupo para obtener la comprensión que os intento transmitir. Este maestro conocía a cada uno de nosotros y preparaba la cocción del palo maestro que precisábamos en aquel momento. La confianza con el guía era máxima. Josep era la persona de referencia que dirigía nuestro grupo desde España, y una noche, mientras nuestro grupo cenaba junto al maestrito, como llamábamos afectuosamente al maestro vegetalista, surgió la conversación que ahora os transcribo:

Josep: Qué maravillas tienen ustedes aquí en la selva.
Maestrito: (se quedó mirándole fijamente a los ojos y le preguntó): pero ¿es qué ustedes no tienen árboles en su tierra?
Josep: Sí que los tenemos, pero en Occidente hemos olvidado cómo conectar con ellos tal y como lo hacen ustedes aquí, ininterrumpidamente desde hace tanto tiempo.
Maestrito: Pues llévenme allí y les enseñaré a conectar con sus árboles y plantitas.

Tras esta breve conversación nuestro grupo empezó a gestar el proyecto de lo que llamaríamos Fundación Icaros. El nombre de Icaros es un término propio de la selva amazónica, se refiere a los cantos que les enseñan los «genios» de los palos mayores a los Maestros Vegetalistas para curar y sanar.

Cuando vas a la selva, dietas, es decir, conoces un solo palo mayor de los doce que se trabajan, y de éste recibes las experiencias que mereces; luego vuelves a Occidente e intentas aterrizar como buenamente puedes. La inversión en tiempo, dinero y esfuerzo de todo tipo es considerable. Esto quiere decir que para conocer los doce palos mayores necesitas como mínimo doce años. Los Maestros Vegetalistas están meses dietando o absorbiendo el mismo palo. Por esta razón su conocimiento e implicación es inmenso.

En ese último viaje, Joan nos explicó que había tenido una experiencia con el roble de La Masía. Entendió que el «genio» del árbol que estaba dietando lo había llevado a contactar con ese roble y cómo ese contacto le permitió entender que el roble es uno de los palos mayores de nuestro entorno. Eso le confirmó aún más el deseo y la necesidad de adaptar ese trabajo aquí y conocer y dar a conocer nuestros palos mayores o nuestros Árboles Maestros.

En el libro que escribió Joan posteriormente, *El Secreto de la Luz*, relata de forma detallada y ampliamente este viaje y la dificultad que supuso traer al Maestro Vegetalista desde Perú a España. Así que el problema se convirtió, como sucede casi siempre, en una oportunidad. Desistimos de traer al Maestro Vegetalista de la Amazonia y esto nos incitó a buscar y encontrar las fuentes de conocimiento aquí, en nuestro entorno.

Tras este viaje a la selva descubrimos con asombro que somos descendientes de los druidas íberos, sabios que hace más de dos mil años atesoraban el mismo conocimiento que hoy difunden los Maestros Vegetalistas de la selva amazónica, con la diferencia de que los indígenas de aquella remota región no sufrieron el embate de la Inquisición y el racionalismo. Lamentablemente, nuestra sociedad ha intentado apartar o incluso eliminar a todas aquellas personas que utilizaban como fuente de saber el hemisferio derecho, el de la intuición.

Encontrar los vestigios de esta sabiduría antigua ha sido una labor ardua, pero poco a poco hemos conocido a las personas que serían los druidas actuales en Cataluña. Josep Vila, Ignasi Puig, Antonio Cerdán, Lua Català, Jorge Da Luz, o los druidas de la Bretaña francesa, como Anne Laure y Bruno Wailer, que conservan y enseñan parte de estas claves antiguas. Poco a poco, con todas las experiencias vividas y con la ayuda del Universo hemos completado nuestro particular puzle.

El método dual de acercamiento empleado en la selva amazónica no se armonizaba con la visión vital de Occidente. La equivalencia entre nuestros palos mayores o nuestros Árboles Maestros tampoco era la misma, así como no lo eran los métodos de aprendizaje.

Inicialmente, organizamos seminarios de autoformación en La Masía trabajando con los árboles que teníamos a nuestro alrededor (el pino, el roble, el abedul, la encina, el álamo). Fueron muchas las experiencias vividas por los integrantes de este grupo inicial y quedamos maravillados de lo fácil que era reconocer este nuevo lenguaje de la Naturaleza con nuestros árboles. Ahí es donde la misión surgida en la selva amazónica de recuperar nuestros palos maestros encontró su sentido. No teníamos que reproducir aquel método basado en la ingesta de la esencia de cada uno de los palos maestros para recibir su sabiduría, sino que bastaba con reconocer la «amistad» que estos seres maestros que son los árboles que nos rodean nos ofrecen.

Descubrimos también que cada uno de nosotros podemos conectarnos energéticamente con los árboles que nos rodean y recibir, compartir, su sabiduría desde una lenguaje nuevo que penetra en nuestro ser si así lo deseamos. Los árboles llevan milenios a nuestro lado y, aunque no lo apreciamos, nos envuelven y a pesar de que tengamos el lado derecho de nuestro cerebro como lobotomizado, éste todavía es capaz de sentir la fuerza-sabiduría que contiene la esencia de nuestro ser.

Poco a poco asumimos que teníamos que recoger el testigo de tantos seres humanos comunes que en nuestra sociedad son herederos de la tradición druídica europea que se nos ha ocultado.

No somos los únicos que trabajamos a favor de este acercamiento a la sabiduría de los Árboles Maestros, de promover la comprensión de la Naturaleza de la que formamos parte. Todos compartimos que la clave para la comunicación con los árboles es simplemente ponerse a su disposición.

La llamada de los árboles

Soy consciente de que son muchos los libros que hablan de los árboles, de la naturaleza, ya sea destacando las cuestiones botánicas o espirituales. Como muestra, sólo citaré algunos autores de magníficas obras sobre la cuestión, los cuales podéis consultar: Ignacio Abella, Patrice Bouchardon, Maja Kooitstra, Dorothy McLean, Gabriel Vázquez Molina.

Todos ellos nos aportan detalles importantes para comprender a los árboles. Este testimonio que os comparto desde estas líneas surge más que de un impulso personal de una vivencia continuada que es la que, a su vez, me empuja a ofrecerla desde esta necesaria humildad.

Cuando volvimos de visitar el bosque de Can Deu tras el evento meteorológico del reventón huracanado que arrasó miles de pinos, habían pasado unos cuatro meses. De hecho, hasta que no se retiraron los pinos caídos no se permitió el paso de visitantes por el evidente peligro. En aquella visita posterior pudimos constatar la magnitud del acto de amor de los pinos que la encina me había comunicado. Me acerqué a las encinas que quedaban en pie en la zona. Me dirigí a una de ellas, me senté a su lado tras solicitar su permiso e inicié el trabajo de comunicación con una pregunta.

Mi pregunta fue precisa: ¿qué necesitáis de nosotros, de Joan y de mí? La respuesta, como no podía ser de otro modo, también fue clara:

> «El trabajo con los Talleres de Comunicación con los Árboles de La Masía es excepcional y necesario, pero se concreta a lo sumo en dos talleres al mes durante cinco meses al año. Ha llegado la hora de que la gente sepa quiénes somos los árboles, que cuando caminen por el bosque, por la ciudad, en cualquier calle transitada por coches, allí donde estamos plantados, sepan de nuestra función, sepan qué energía aportamos al entorno que nos envuelve, qué cualidad transmitimos, lo perciban o no. Estaría bien que os plantearais algún cambio en la manera de expandir esta información».

Hablar con los árboles no es más que dejarse atravesar por su energía. Cada persona lo percibe a su manera, Algunas lo hacen con imágenes, otras con una palabra, o incluso con sensaciones corporales. Mientras permanecía al lado de la encina, en mi cabeza era como si alguien me hablara.

«Hasta ahora los Talleres de Comunicación con Árboles en La Masía han permitido llevar a cabo un trabajo personal que ha bendecido ya a más de 200 personas en un lustro. A partir de ahora, estaría bien entregar, desvelar lo que hasta este momento parecía secreto y ofrecerlo de forma abierta y accesible a todas las personas con el mismo amor que hasta ahora. Es el momento de salir del valle, de ir a comunicarlo a un centro cultural, a una escuela… No importa que sean treinta o cuarenta personas a la vez. Ha llegado el momento de divulgar la información teórica de quiénes somos, de que los seres humanos y los árboles podemos ser más próximos unos a otros, que podemos intimar y confiar. Confiar en que después cada una de las personas que reciba esta información quiera o desee ir a nuestro encuentro para conectar física, energética y emocionalmente con nosotros».

Entonces creí entender también la necesidad de escribir un libro. Un libro que especificara no sólo la cualidad de las especies de árboles con las que hemos aprendido a trabajar durante estos años en este refugio ubicado en el Pirineo catalán, sino que también transmitiera las vivencias y la evolución personal que lo hizo posible. Un libro que abriera los ojos, que permitiera comprender que no hay misterios ni magia de difícil aprendizaje, que se trata de algo accesible a todas las personas. Un libro que, aunque rompiera con la idea de no alimentar el lado izquierdo del cerebro, también nos dejara claro que, esté o no adormecido, tenemos nuestro lado derecho del cerebro funcional y que basta con activarlo.

Así que, te guste más o menos, te parezca increíble o no, lo narrado en estas páginas es auténtico. Cada experiencia, cada anécdota es el resultado de vivencias propias y también surgidas al guiar a los participantes de los talleres que impartimos. De la misma manera que en una orquesta desde el director hasta el último componente de la misma son necesarios, pienso que cada uno de nosotros somos necesarios y todos podemos aportar al mundo la esencia de aquello que somos.

Sin duda, he tenido la suerte de estar acompañada por el compañero que amo y que con infinita paciencia ha manifestado su confianza en mí sin límites. Esperó a que yo estuviera preparada para creer en mí misma y hacer realidad el sueño de trabajar con los talleres, la Naturaleza, la gente… sin miedo.

Desde el primer contacto que tuvimos con los árboles en 2008 hemos formado parte de esa orquesta natural que nos ha permitido interpretar y gozar de melodías y música universal cuya vibración nos ha ayudado a nuestra propia evolución como seres humanos a la vez que ha ayudado a los partícipes de los talleres.

Todo lo narrado en este libro sobre las vivencias y las energías de los árboles es una invitación a leerlo desde la humildad y el respeto a todas las personas que han convertido cada taller en un aprendizaje profundo. Los testimonios que recopilo en él son de personas que se han dejado querer y confiaron en algo que intuyeron prometedor. Todas ellas se dejaron empujar al reto: «Venga, os toca trabajar con el pino».

Estas líneas transmiten lo que amo de verdad, la Naturaleza, el contacto con los árboles y en particular con los que nos rodean en La Vall de la Pedra, donde iniciamos nuestro aprendizaje e impartimos los talleres. En esta particular pequeña porción de la Naturaleza la Vida me ha brindado la oportunidad de hacer lo que sé hacer: guiar e invitar a cada una de las personas que se acercaron a nosotros a contactar con su interior acompañados de la preciosa presencia de los árboles.

Con permiso de mi admirado cantautor catalán Lluís Llach hago mías sus palabras que me asaltan cuando percibo las maravillas compartidas por los participantes tras volver del encuentro con un árbol:

«… Per tot això, i coses que t'amago, em caldria agrair-te tant temps que fa que t'estimo. T'estimo, sí, potser amb timidesa, potser sense saber-ne. Testimo…».[1]

En las líneas que siguen no pretendo más que hablar de lo que conozco, de lo que he vivido, sin imitar, sin querer aparentar, siendo lo que soy, con sinceridad y humildad.

---

1. «Por todo esto y por cosas que te escondo, ahora querría agradecerte que hace tanto tiempo que te quiero. Te quiero, sí, tal vez tímidamente, tal vez sin saber hacerlo. Te quiero…».

— Segunda parte —

NUESTROS ÁRBOLES MAESTROS

¿Quién no ha visto el álamo mostrando su esbelta silueta a la orilla de un riachuelo? ¿Quién no ha quedado maravillado por la galaxia de flores blancas que cubrían el ramaje del espino albar? ¿Quién no ha quedado boquiabierto frente al poderoso roble que emerge altivo en medio de un bosque? Cada árbol es portador de una energía o de un mensaje que los seres humanos podemos captar. Los árboles tienen esta función vital y siempre han querido compartir con los seres humanos.

Incluyamos en nuestras vidas a los seres naturales, la vida invisible de nuestra conciencia, pues de esta manera se puede iniciar la relación con ellos y un buen día se nos abrirán los ojos.

Sin más palabras que las que son el fruto de la experimentación personal y de los testimonios recopilados durante más de cinco años impartiendo los Talleres de Comunicación con los Árboles Maestros, nos adentraremos en el papel o el atributo de cada especie de árbol. Me interesa transmitiros a partir de lo vivido cómo se da la interacción entre los seres humanos y cada una de las especies de árboles. En definitiva, aportaros las claves para que la experiencia de acercamiento a un árbol sea realmente auténtica.

Los árboles pueden compartir información de lo más diversa: desde sus experiencias como seres vivos, hasta su percepción propia de nuestro Ser y así ayudarnos o apoyarnos en nuestro viaje vital. Los árboles constituyen elementos claves de la Naturaleza que nos rodea, son una verdadera enciclopedia de las cualidades sagradas que ella nos ofrece:

LOS LIBROS SAGRADOS DE LA NATURALEZA

Las indicaciones del Creador
están escritas en nuestro corazón y pensamientos
en Los Libros Sagrados de la Naturaleza
que cada uno puede leer para sí mismo.
Cada día en las pequeñas creaciones,
en las hierbas y los árboles, en las cosas que crecen,
en el viento, truenos y lluvia,
en los mares, lagos y ríos,
en las montañas, rocas y arena,
en la presente fuerza del Sol,
en la magia de la abuela Luna,
en los secretos de las estrellas.
Todas estas cosas espirituales son nuestros Maestros.
También nosotros tenemos seres celestiales en nuestro interior.
Éstos nos pueden mostrar la sabiduría de nuestro corazón.
El Creador nos ha dado el saber
de la belleza y el amor, y la alegría y la paz en nuestro corazón.
Con este tesoro podemos abrirnos a la esencia de todas las cosas,
para que nos enseñen y nos guíen por el buen camino.

(Anónimo)

El acercamiento a los árboles

Cualquier persona es capaz de percibir el silencio, la calma, la paz que hay en un bosque, sea de la especie de árboles que sea éste. La Naturaleza, el Reino Vegetal, los árboles en particular, que es lo que nosotros trabajamos, nos enseñan, mejor dicho, nos recuerdan, algo que ya sabemos: que en esencia somos Amor aunque nos hayamos alejado de este propósito. Los árboles evocan en nosotros el recuerdo de un mundo inmaterial presente en nuestra esencia. Un espacio armónico, profundo y sosegado presente en nuestro Ser al que es posible acceder desde el Amor.

Para muchas personas, la Vida transcurre como la lectura de un libro del cual nos saltamos sin darnos cuenta determinadas páginas. Quizá por ello, a pesar de tener la impresión de sostener el libro entre las manos, también tenemos la sensación de que nos falta algo, de que algo se nos ha esfumado.

El contacto con un árbol nos alinea, nos devuelve la atención al presente, a este libro vital que tenemos entre las manos y a partir de ahí podemos recordar el SER que quizás ahora no ES pero que realmente somos.

El dolor, el sufrimiento de la sociedad es la consecuencia del olvido, de habernos alejado de ese SER AMOR. Los árboles nos recuerdan y encarnan esta esencia que, aunque profunda o rechazada, está en nuestra esencia en este plano de existencia. Los árboles están siempre entre nosotros para recordarnos algo vital y necesario, y lo hacen de forma permanente, puesto que aunque nos parezca casual siempre que podemos los seres humanos buscamos su proximidad. Ellos, llueva, haga calor, plantados en la ciudad, en nuestro jardín, en el campo, o en medio del bosque están siempre conectados con el Cielo y la Tierra. Su función es recoger esta información dimensional y compartirla. Nos dan sin pedir nada a cambio y no sólo a los seres humanos, sino al resto de seres vivos. El que nosotros recibamos o no esa información depende siempre de la conciencia con la que nos acercamos o apreciamos la presencia de un determinado árbol.

Los árboles viven en un estado de conexión permanente con la Tierra que les sustenta e informa y el Cielo que les aporta el aire vital. Están aquí en la Tierra desde mucho antes de nuestra aparición y de la aparición de nuestra mente y nuestros pensamientos, por ello conservan en esencia la vibración del Amor incondicional. Tienen conciencia individual y no pierden la conexión con el Todo. Los árboles permanecen arraigados y unidos al mundo del mismo modo que una célula individual está integrada en un organismo. Carecen de la facultad de moverse y, por ello, su voluntad se concentra en el mundo de la materia y de la energía. Tienen memoria y un alto grado de percepción respecto a su entorno y el estado anímico de los seres que los rodean. Ignoran el concepto dualista del bien y del mal, eso quiere decir que en nuestra relación con ellos cualquier sentimiento que puedan inspirarnos en este sentido es más un reflejo de nuestra imagen o relación con los demás, que algo emitido por ellos.

A menudo vivimos sumidos en un permanente estado de enfado, tristeza, ira y nos resistimos a soltar estas crisis emocionales. Así que cuando la tristeza se mantiene en el tiempo y da paso a la desesperación, descubrimos que todo cuanto creemos que da sentido a nuestra existencia (la educación, el trabajo, el éxito social, el dinero…) es vano y efímero. Es en esos momentos cuando se produce lo que los místicos llaman el desgarramiento del velo de la Ilusión. Es en ese punto cuando reconocemos verdaderamente que el mundo físico no es la realidad definitiva y empezamos a reconocer que más allá de nuestro cuerpo físico reside nuestra auténtica naturaleza en esta existencia.

En esas ocasiones que la desesperación existencial nos atenaza solemos decir que hemos tocado fondo, pero realmente a menudo sucede que este profundo vacío existencial se convierte en la puerta para acceder a una nueva versión de nuestro Ser. Caemos por una trampilla a un mundo nuevo, resplandeciente, la esfera de la Verdad Espiritual. Sólo cuando nos atrevemos a traspasar la oscuridad total llegamos a lo que denominamos Luz, la cual no es más que un aspecto de lo que llamamos conciencia.

Desde nuestra perspectiva, el verdadero trabajo en la existencia terrenal se concreta en el trabajo de nuestro Ser interno y, por tanto, valoramos dedicar la Vida al crecimiento y la evolución humana como Ser Consciente.

La búsqueda incesante de nuevas experiencias, de acumular bienes de consumo es imparable a menos que aprendamos a vivir de acuerdo con los principios del Universo.

Tenemos un verdadero compromiso con este Ser interno que no siempre queremos reconocer pero que forma parte de nuestra esencia humana. Para nosotros, este trabajo de comunicación con la Naturaleza y los árboles en particular constituye una herramienta que nos reconecta con esta esencia inmaterial o inconsciente del ser humano. En cada encuentro con los árboles, cada vez que se establece la sintonía con su frecuencia vital, reconocemos y comprendemos la generosidad de estos Seres, su actitud de confianza y respeto a la Vida. Los humanos y los árboles formamos parte de este Todo del que no somos más que una expresión del Absoluto manifestado.

Los Árboles Maestros

Un árbol no es más que otra de las estructuras vivas elegidas por la conciencia Unitaria para experimentar. Cada parte, digamos mejor cada gota de agua de este océano único de realidad del que formamos parte, toma sus propias riendas, pero algunas de sus gotas estamos más cerca las unas de las otras de lo que apreciamos y reconocemos.

Los Árboles Maestros son los máximos representantes del Reino Vegetal y, por lo tanto, emisores de un elevado nivel de conciencia. En su estructura biológica, al igual que en el resto de los entes vivos de la naturaleza, hay una forma de conciencia que le da Vida. A través de sus espíritus, de su Ser inmaterial, de sus conciencias, la función que realizan los árboles es encarnar aquí en el planeta Tierra una cualidad que recuerde al Ser humano quiénes es.

Los árboles no nos acompañan en nuestra cotidianidad por azar, ni tampoco nos tenemos el apego mutuo por casualidad. Entre los árboles y los seres humanos hay un vínculo que va más allá de lo que hoy en día somos capaces de comprender y percibir.

Hace miles de años, los árboles y los seres humanos convivían en armonía y con respeto mutuo. Esto se perdió en un tiempo pasado, y el culto o las ceremonias bajo los árboles que nos recuerdan las tradiciones animistas como la de los druidas son un ejemplo de este pasado armonioso que compartimos.

Para centrarnos en nuestra historia reciente, recordaremos que en el siglo III el cristianismo se instauró como religión oficial del imperio romano y se proclamó la existencia de un Dios único. Toda práctica de honrar y respetar a la Naturaleza fue tildada de idolatría o paganismo. Desde entonces, el culto a los Árboles Maestros o a la Naturaleza fue perseguido implacablemente y prácticamente desapareció. La evolución del pensamiento basado en la razón, en la ciencia, en el porqué de las cosas propició que el ser humano fuera abandonando su relación con la Naturaleza y también de la magia que nos unía. El lado izquierdo del cerebro pasó a predominar y casi a eclipsar el lado derecho.

Hoy, sin embargo, algo nuevo bulle en el espíritu humano. Los árboles han estado aguardando este nuevo despertar del ser humano pacientemente desde hace milenios. Hoy, los árboles siguen queriendo compartir con nosotros la alegría, el amor por la Vida, la sabiduría, la valentía y el coraje, la hermandad, la inocencia…

Los árboles estaban ahí atentos, preparados, como si supieran que el hombre en su evolución egocéntrica olvidaría alguna de esas cualidades tan necesarias para su bienestar. Que olvidaría también de dónde viene y cuál es la razón última de su existencia.

Los Árboles Maestros son aquellas especies que cumplen unas características que los hacen adecuados para sintonizar fácilmente con la frecuencia del espíritu del ser humano. Los Árboles Maestros son árboles longevos de grandes dimensiones. Nuestros antepasados se dirigían a ellos para honrarlos y admirarlos, y seguramente guiados y animados por un druida. Éstos eran los conocedores de las cualidades de cada árbol, habían cultivado la habilidad para estar al lado de estos Maestros y adentrarse en su subconsciente para dejarse impregnar de su elevada frecuencia y los efectos que conllevaba para el despertar de su conciencia.

El hecho de relacionarse conscientemente con estos grandes Maestros es lo que nos permite en los talleres que realizamos ser testigos de la magia y los saltos que hemos observado en los procesos maravillosos de evolución personal e incluso de sanación.

El culto, el trabajo con los árboles, era una práctica que podríamos denominar espiritual, en la que nuestros antepasados sintonizaban con el mundo de la conciencia de los árboles. De esta manera accedían al conocimiento y a la información sutil que facilitaba vivir de forma más armónica y de acuerdo con las leyes naturales de la Vida.

En los Talleres de Comunicación con los Árboles Maestros retomamos ese contacto. Por nuestra parte, conscientes de que somos herederos de ese conocimiento que está grabado en nuestros genes, tan sólo actuamos como mediadores. El contacto con los árboles también activa ese recuerdo y esa información haciéndola accesible a cada uno de nosotros. Somos el nexo de unión entre el Cielo y la Tierra y para ello necesitamos las fuerzas celestiales y terrenales conjuntamente. Así llegaremos al centro y podremos resurgir como lo que realmente somos: la conciencia del vacío reconociéndose a sí misma, de hacer conscientes nuestros potenciales inconscientes.

No por casualidad la zona donde iniciamos nuestro trabajo con los talleres es tierra de *trementinaires* y de druidas catalanes. Las *trementi-*

naires eran mujeres que vivían en masías pobres y solitarias en zonas de alta montaña de los Pirineos y Pre-pirineos. Mientras los hombres se dedicaban a faenar la tierra, ellas recogían plantas medicinales con el fin de venderlas en los pueblos. El conocimiento que estas mujeres tenían de los remedios naturales se transmitía de madres a hijas, de generación a generación. Está claro que se trataba de un conocimiento que probablemente se remonte a muchos siglos atrás y que se conservó al abrigo de un ambiente natural privilegiado, pero también inhóspito.

Nosotros hemos querido contribuir a recuperar la fuente de ese conocimiento, tanto el de las *trementinaires* como el de los druidas ya que sabemos que eran prácticas extendidas en esta región de los Pirineos y zonas boscosas de la alta montaña de Cataluña. La cultura druídica actual tiene un largo historial en el nordeste peninsular. De hecho, se han encontrado yacimientos celtíberos en los que hay piezas de bronce con leyes escritas sobre la protección de los bosques.

En nuestro trabajo, no pretendemos que los árboles sean vistos como nuevos ídolos sino que en los árboles veamos algo más que simples seres vivos productores de oxígeno o proveedores de materias primas para nuestro bienestar material.

El día que te acerques a un árbol

Ante el encuentro con otro ser vivo la primera duda que nos asalta es cómo debemos aproximarnos o iniciar el contacto. En otras palabras, ¿cómo tengo que acercarme a un árbol?

Estamos acostumbrados a recibir información mediante los sentidos, sobre todo de la vista y el oído, de modo que casi siempre esperamos una respuesta automática tras su activación. Si por ejemplo saludamos, esperamos un saludo del otro, ya sea una sonrisa, una palabra, un gesto de afecto, etc. Un animal como un perro nos saludará moviendo la cola y con efusivos ladridos, tras lo cual comprendemos que se siente muy feliz de vernos. En general, cuando nos relacionamos con animales se produce un intercambio sensorial, una comunicación evidente, y siempre somos conscientes de la emoción que nos proporciona su presencia, sea amor, amistad, miedo o rechazo.

Con el mundo vegetal, hoy por hoy no apreciamos que podamos tener una interacción sensorial. Las plantas no se mueven, no tienen ojos con los que observarnos, una boca con la que hablarnos, emitir sonidos o devolver una sonrisa o unas orejas para escuchar.

El lenguaje de las plantas, que existe realmente, nos es ajeno e incomprensible. Un árbol o una planta no te saluda con un cordial «Hombre, hola, ¿qué tal?». Tampoco al observar su tronco, sus hojas, sus flores o sus ramas tendremos pista alguna sobre su estado de ánimo o su permiso para que nos acerquemos o no, es decir, que si lo valoramos con nuestros sentidos está claro que no nos lo ponen fácil.

Si vives en la ciudad, intenta acudir a menudo al bosque. Escoge una senda y recórrela, mejor si es en solitario; olvídate de tus preocupaciones y observa, detente de vez en cuando y toca alguna roca, hazlo poco a poco, cuando lo hagas cierra los ojos, relaja tus sentidos y ábrete a sentir, comprobarás que no sólo eres tú el que lo hace sino que también eres acariciado por la roca.

Con un árbol ocurre lo mismo, observa, míralos, siente si hay alguno que te llama la atención y ves hacia él. Lo mejor es sentarse a su lado, apoyarte en su tronco y cerrar los ojos. Abandónate a su contacto, recuerda que no eres sólo tú el que toca, él también te toca.

Observa el paisaje o medita, deja que se acostumbre a ti. Comparte algún tiempo de tu vida con él. Recuerda lo que expliqué del capítulo de *El Principito* y su encuentro con el zorro.

Después de cada encuentro con un árbol, despídete como si de un amigo se tratara, con cariño y con respeto, pero sin grandes solemnidades, con alegría y naturalidad. Hay a quien le gusta hacerles un regalo, dejarles un mineral, y también hay a los que les gusta cantarles una canción, tatarearles una nana, bailar a su alrededor… en definitiva, demostrar que nuestro corazón se abre ante ellos con inocencia y agradecimiento.

Si vives en la ciudad y tienes árboles cercanos a ti en el parque o en alguna de las avenidas o calles, concédeles igualmente atención, aunque no puedas meditar con ellos ni sentarte a su lado. A veces, basta con reconocer que están allí. Muy pocas personas son conscientes de que viven rodeadas de árboles «amigos» que aunque los plantaron seres humanos crecieron para estar a su lado y compartir su existencia.

A este acercamiento podemos darle una dimensión más profunda. Para ello, basta con que en la aproximación a un árbol o un grupo de ellos, ya sea en un bosque, un prado o un parque, reconozcamos la presencia del Ser que encarnan. Es una cuestión de pura intención. Simplemente, aceptar su presencia como el Ser que son. A partir de ahí, este proceso se convierte en mutuo. Ellos también aceptan nuestra presencia, nuestro Ser. La interacción podrá ser muy diversa, y si nos dejamos guiar por la intuición seremos atraídos por el ejemplar de un árbol en concreto tanto si buscamos una especie determinada como si vamos con una intención más amplia.

Una lengua universal

El razonamiento científico humano ha llegado a la conclusión de que los animales no tienen un idioma para comunicarse. En algunos casos reconocemos que no disponemos de conocimientos suficientes para descifrar si hay o no un idioma o lenguaje. A pesar de los numerosos estudios realizados con los cetáceos, especialmente con delfines, ballenas y orcas, desconocemos el significado de su comunicación; nos es incomprensible por mucho que podamos identificar diferentes pautas comunes en los sonidos grabados con el análisis de los sonogramas registrados para determinadas situaciones. De hecho, existe incluso un exhaustivo estudio científico sobre la gran variedad de sonidos emitidos por los suricatas en los que se evidencia que emiten sonidos idénticos para situaciones concretas, en otras palabras, que siguen pautas propias de un lenguaje estructurado, aunque no tengamos la traducción de su fraseología sónica.

En el caso de las plantas, un grupo de científicos ha diseñado una interface electrónica que permite traducir determinados estímulos eléctricos de las plantas en sonidos musicales. Sin embargo, somos incapaces de determinar si éstos pueden traducirse de alguna forma a un mensaje concreto. En cambio, sí que existe la certeza científica de que las plantas se comunican a través de emisores químicos entre ellas. Ante el ataque de algún eventual parásito, los árboles afectados difunden sustancias químicas volátiles que el resto de sus congéneres comprenderán, lo que les permitirá adoptar alguna estrategia de protección.

Debemos reconocer que el Reino Vegetal es mudo para los seres humanos en el lenguaje convencional tal como lo comprendemos basado en una vibración sonora. De ahí que nos cueste tanto comprender que nos podamos comunicar con un ser vegetal sin nuestros cinco sentidos. Pero lo cierto es que es posible y que hay experiencias más que probadas de personas que simplemente se limitaron a traducir lo que las plantas de un lugar concreto les transmitieron. Estas transmisiones no pueden ser analizadas por el método científico y, por tanto, son rechazadas por nuestro hemisferio izquierdo.

Hay evidencias que prueban que esta comunicación con el Reino Vegetal sólo se puede producir a través de una vibración que cada persona percibe de un modo distinto. El caso más espectacular, por el resultado obtenido «traduciendo» o «escuchando» el mensaje de las plantas es el vergel de la Comunidad de Findhorn (Escocia) ya que por su ubicación en aquella región, caracterizada por un clima extremo, el esplendor vegetal que lo acompaña es inexplicable en términos científicos. Sin embargo, una de las fundadoras de esta comunidad espiritual, Dorothy Lean, siempre admitió que el éxito en la implantación del proyecto en medio de la nada en una inhóspita región escocesa fue posible gracias a las indicaciones que le dieron las plantas del lugar. Así pues cada cual es libre de aceptar lo que aprecie.

Entonces, ¿cómo es posible que se produzca esta comunicación?

En la Tierra existe un solo programa genético que engloba todas las especies que la habitan. La prueba está en que el feto humano expresa fases diferentes de este programa genético ya en los primeros meses adaptando formas propias de especies inferiores hasta superarlas y adquirir su propia forma. Durante el desarrollo del feto se puede observar paso a paso cómo en su crecimiento éste transita por todas las etapas de su historia evolutiva. En el interior de cada una de nuestras células existen formas de comunicación muy avanzadas con las distintas formas de vida de nuestro mismo programa genético.

En el cuerpo humano hay por término medio entre 50 y 70 billones de células y la gran mayoría tiene un núcleo con 46 cromosomas en su interior, que no pueden ser vistos ni con el microscopio más potente, pues se encuentran «desenrollados» y entremezclados, formando una masa oscura.

Si estiramos ese hilo, extraordinariamente fino de 2 nanómetros de diámetro (un nanómetro son 10^{-9} metros), descubrimos que tiene una longitud de 2,346 metros en cada una de nuestras células.

Por tanto tenemos entre 50 y 70 billones de antenas de 2,346 metros cada una que nos permiten conectar con las antenas que también poseen las otras especies del programa genético de la Tierra.

Cuando nos acercamos a un árbol y se establece comunicación, ésta se basa en un lenguaje universal que cada persona procesa de una forma diferente. A algunas personas simplemente les parece que su mente les está hablando. Otras tienen visiones como si estuvieran imaginando algo, hay quienes oyen una voz como si les hablara. En realidad, nuestra materia gris cerebral traduce como puede lo que podríamos asimilar a estímulos vibracionales. Por eso, hay que acercarse con una actitud adecuada o de otra manera es como pretender escuchar una radio en medio de una bulliciosa manifestación. En nuestro mundo ruidoso y lleno de estímulos, estas vibraciones emitidas por seres como los árboles pasan desapercibidas. En otras palabras, no las oímos aunque están en el aire que respiramos.

Estamos tan orgullosos de nuestra pretendida superioridad existencial que no podemos imaginar que estas voces, imágenes, sonidos que aparecen en nuestra cabeza provengan de la sintonización del espíritu o lo que nos rodea dentro de este Todo del que formamos parte.

En resumen, en nuestros talleres no hacemos otra cosa que preparar nuestra atención, en este caso a través de la meditación y sobre todo crear un ambiente en el que la receptividad pueda ser máxima y esto pasa por aceptar con humildad, por estar abiertos desde el corazón, desde el hemisferio derecho. Así de sencillo y por eso esta etapa ahora debe complementarse con la divulgación de las sintonías arbóreas que tenemos a disposición, que durante milenios nos han acompañado y que, a pesar del desprecio que han sufrido estos últimos siglos, siguen a nuestro lado.

En los árboles tenemos un mensaje constante que nos permite recordar nuestro lugar en el cosmos. En el texto que sigue a continuación nos adentraremos en la esencia de los Árboles Maestros que tenemos a nuestro alrededor. Los contenidos que ofrezco son fruto del trabajo y la experiencia personal en este aprendizaje personal de comunicación con los árboles, lo que acompañamos del testimonio de algunos de los participantes en los talleres con el fin de ilustrar con claridad la esencia de cada Árbol Maestro.

No hemos querido hacer un manual de «psicología» arborícola. Esto no estaría acorde con el mensaje que nos proponemos. Por este motivo, destacamos la esencia de la cualidad de cada árbol como eje o guía en esta existencia. Esta esencia está ilustrada básicamente con las experiencias que hemos vivido. Cada cual podrá sacar sus conclusiones, pero nuestra intención no es otra que la de animar a las personas a comunicarse con los árboles desde su esencia cualitativa, la que ostenta cada uno de nuestros maestros vegetales, nuestros mejores amigos en esta existencia.

Nos anima ofrecer estas vivencias para que sean a su vez un faro para no perdernos y poder realizar nuestra verdadera función planetaria, la de ser las antenas vivas de nuestra Tierra en su viaje cósmico y en el que sobre sus lomos podemos gozar más allá del éxtasis. Basta tan sólo que asumamos ser parte de un Todo que es y no es a la vez, sin tiempo, en un instante presente cíclico.

Debemos acercarnos a la Naturaleza como enamorados reverentes y así, quizás, Ella nos susurrará sus secretos.

EL PINO: MAESTRO DE LA LUZ INTERIOR

*E*spaña tiene la tercera extensión de la Unión Europea con más superficie forestal puesto que un 36,7 por 100 (18,3 millones de hectáreas) de su territorio son bosques (datos del Ministerio de Agricultura, 2015) y de éstas, unos 7,4 millones de hectáreas están protegidas. Nos corresponde 0,4 hectáreas de bosque por habitante (la media de la UE 27 es de 0,3 hectáreas por habitante). Nuestro país tiene el doble de bosques que Francia y el triple que Alemania y sólo nos aventaja Suecia.

El 60 por 100 de la superficie forestal española la componen formaciones arboladas con una especie dominante. Las masas de pino carrasco, con 2 millones de hectáreas (10,5 por 100 de la superficie de bosques), constituyen la segunda formación arbolada más extensa después del encinar, que ocupa el 15,3 por 100 de la superficie arbolada española (datos del Inventario Forestal Nacional de 2009).

Los pinos habitan únicamente en el llamado hemisferio boreal de la Tierra y hay más de un centenar de especies que se caracterizan por tener un porte piramidal y una copa repleta de hojas perennes en forma de agujas, excepto el pino piñonero, que tiene forma de parasol. La mayor parte de las especies son árboles claramente pioneros y sus raíces son capaces de abrirse camino incluso entre las piedras para sobrevivir. En muchas mitologías se considera al pino como símbolo de inmortalidad y de fuerza vital.

En la España peninsular encontramos siete especies de pinos que se reparten por toda la geografía y ocupan en conjunto un 33,5 por 100 de la superficie de bosques. En la zona marítima y zonas bajas de montaña sobre suelos arenosos no calcáreos es típico que crezca el pino piñonero (*Pinus pinea*). Fuera de este hábitat peculiar los pinos más comunes de las zonas de la montaña baja y mediana son el pino carrasco (*Pinus halepensis*), el pino negral (*Pinus nigra ssp salzmannii*), y el pino marítimo (*Pinus pinaster*) conocida por ser la especie resinera por excelencia. En cambio, en la montaña mediana ibérica habita el pino albar (*Pinus sylvestris*) que ocupa habitualmente terrenos que le corresponderían al roble, pero donde fueron talados y al quedar el terreno desnudo los colonizó este pino. Y finalmente, en la zona de la alta montaña pirenaica, así como en los altiplanos de la del centro de España vive sólo el pino negro (*Pinus uncinata*).

Los pinares se encuentran formando amplias extensiones de bosques, sobre todo tipo de suelos, incluso aquellos que son pobres. El pino es un árbol de la familia de las Coníferas al que le gustan las zonas con buena insolación y encontramos especies tanto a nivel del mar como más allá de los dos mil metros de altitud. A los pinares, en general, les acompañan pocas especies arbóreas, siendo mayor el número de especies de arbustos de matorral.

A veces los pinos pueden confundirse con otros árboles de la familia de las Coníferas (abetos, cedros y sabinas), pero las piñas del género pino son muy características. La más conspicua es la del pino piñonero, que puede medir hasta casi 20 cm y alberga los conocidos piñones muy utilizados en la repostería mediterránea.

Casi todas las personas saben distinguir un pino pues como hemos dicho ocupan un tercio de la superficie arbolada del país. En general son árboles que pueden alcanzar alturas importantes, más de 40 metros algunos ejemplares, pero también los podemos encontrar casi enanos como es el caso de las poblaciones de pino negro cuando habitan por encima de los dos mil metros de altitud.

En la zona de La Masía sobre todo hay pino albar, en catalán, el *pi roig*, que crece en las zonas de la montaña media. Su variabilidad en la forma y que identificamos como especies diferentes no hace variar su cualidad como árbol. Todos los pinos transmiten la misma cualidad.

Los pinos pueden vivir en regiones poco fértiles y sobreviven en terrenos con suelos pobres, tan sólo basta que dispongan de un mínimo de tierra, o incluso se pueden enraizar en las brechas de las rocas como si sólo tuvieran suficiente con la luz para vivir. Con ello, el pino nos recuerda que aunque estamos en la Tierra necesitamos de la luz del Cielo para sobrevivir.

El pino es un árbol de luz y de Sol. Recoge la luz del sol y la guarda dentro de su tronco. De hecho, hasta en la corteza podemos apreciar esta cualidad en lo que conocemos como la resina, que podría decirse que es luz solidificada. Igualmente, sus frutos, los piñones, son como ningún otro frutos solares. Los soldados romanos en su paso por los bosques se cargaban de piñones porque pesaban muy poco y antes de una batalla se los comían y se llenaban de su fuego energético, lo cual les permitía luchar con un ardor increíble que sorprendía a sus enemigos.

Al pino se le considera un árbol sanador, que transmite una energía vital y equilibrada a todo aquel que se le acerque y, como Maestro de la Luz Interior, su función es ayudar a liberarnos de las energías pesadas, la tristeza y el pesimismo. Es el árbol que incita al perdón y es capaz de purificar nuestra mente.

La niña que dejó su monstruo al pino

El pino nos ayuda a clarificar las ideas, a reforzar nuestra luz interna, a conectar con la alegría. Los pinos son los representantes del Pueblo de la Alegría, entrar en contacto con un bosque de pinos es degustar la energía de la jovialidad, de la alegría del Ser intemporal. El pino es el árbol perfecto para las personas deprimidas, tristes o melancólicas; es un árbol que nos ayuda a detener la mente, las preocupaciones y nos recuerda aquello que hemos olvidado: la alegría de vivir.

Cuando nos acercamos a un pino con la intención de entregarle nuestra tristeza, su energía actúa como un poderoso rayo de liberación interior que desata nuestro llanto interno, nos hace conscientes de cómo nuestra alegría, nuestra vitalidad han estado ahogadas y reprimidas por los sentimientos de miedo, pena, melancolía, tristeza, cansancio. Nos aporta vitalidad, calma, alegría serena, purifica nuestra mente de ideas de culpa, nos conecta con la respiración, con el aliento de la Vida.

En uno de nuestros talleres, formamos un grupo de seis personas. Recuerdo especialmente este grupo porque había un matrimonio con una niña, Lucía, de siete años, adoptada en un país africano. Nos preguntaron si había alguna pega o problema por traer a la pequeña y nos pareció genial, es más, era el primer grupo con el que compartiríamos el trabajo con una niña y nos gustó el reto. Sin duda, fue un reto porque el trabajo se realiza en silencio, buscando un estado de paz, meditación y seriedad, y ya sabéis que los adultos que queremos conectar con la Naturaleza adoptamos, en general, una pose de seriedad que hace que rechacemos la presencia de los niños en un grupo de trabajo. En alguna ocasión incluso se nos ha preguntado por la ausencia de niños. En fin, nos ponemos tan serios que a veces creo oír a los árboles reírse de nosotros. Pero sobre esto ya os explicaré una anécdota referente al buen humor de los árboles.

Bueno, como iba diciendo, me encantó la idea de tener una niña en el taller. El primer árbol fue el pino. Les propuse a los padres de Lucía que la niña se quedara conmigo mientras ellos trabajaban. Así lo hicimos y los componentes del grupo de adultos se fueron a buscar el Árbol Maestro que en ese momento necesitaban.

Al quedarme sola con la niña, le pregunté si ella quería ir a visitar también algún árbol y me dijo que sí. Caminamos y se fue directa a un gran pino albar que hay al borde del camino, cerca de la casa. Es un pino muy especial, su tronco tiene forma de espiral y en más de una ocasión ha sido visitado por nuestros amigos participantes. Nos sentamos, ella tocó el tronco e instantáneamente se abrazó a él. No me preguntó nada. No preguntó que tenía qué hacer, ni qué decir, simplemente se abrazó al árbol, cerró los ojos y para mi sorpresa empezó a llorar y llorar.

La dejé que se desahogara, sabía que los padres no estaban cerca y no la podían oír, así que actué tranquila y confiando en la energía del pino. ¿Recordáis cuál es? Pues imaginad mi emoción al ver cómo actuaba en una niña de siete años que simplemente se entregó a lo que su corazón le dictó. Ambas habíamos congeniado desde el primer momento, me enterneció sentir que la energía del pino la envolvía y desataba ese llanto sin palabras, era el momento de Lucía y su pino albar.

Yo tan sólo hacía de espectadora y respeté su tiempo. Cuando se calmó, me miró. Entonces sí que le pregunté qué sentía, qué le había sucedido. Sin llorar me explicó que tenía miedo, que cada noche soñaba que un monstruo la perseguía y se la llevaba, y eso hacía que al levantarse por las mañanas estuviera seria y sin ganas de hablar. No me explicó más y yo no le dije nada.

Yo no soy la terapeuta, son los árboles, en este caso el pino albar. Mi confianza en ellos es total, así que le pregunté:

—Y ahora, ¿qué quieres hacer con este miedo y este llanto que te acompaña cada día?

—No lo sé –fue su respuesta.

—Pues pregúntale al árbol –le dije.

Y así lo hizo, se volvió a acurrucar en él, y le preguntó en voz alta qué tenía que hacer. Estuvo unos momentos en silencio y, de pronto, empezó a reír, a reír a carcajadas como sólo los niños pueden hacer. Esa risa inocente que te despierta el Alma, que a ti como adulto te hace llorar por haberla perdido. Y mientras reía, me miraba y me decía,

—Dice que me imagine al monstruo desnudo. ¡Si, desnudo! –y no podía dejar de reír.

Cuando tocó compartir las experiencias, ella también quiso y así lo hizo junto con los demás componentes del grupo.

La maravilla, más si cabe, fue al día siguiente. Sus padres y ella durmieron en una pequeña habitación en la que hay tres literas. Por la mañana, bajó corriendo las escaleras gritando:

—¡¡¡No ha venido, esta noche no ha venido y no he tenido miedo!!!

Y reía tanto que su madre la paró, y le dijo que no hiciera tanto escándalo. Lucía le respondió:

—¡Pero, mamá, siempre me dices que estoy seria y, mírame, ahora tengo muchas ganas de reír!

El periodista que bailó desnudo

La cualidad del pino es «Cómo integrar la Luz en mí», y su misión es favorecer esa conexión entre Cielo y Tierra, recogiendo Luz, pudiéndola así transformar en fuego interno. En ese fuego interno encontramos y contactamos con la felicidad del Ser, con la confianza de nuestro Ser, más allá de la inspirada por el padre o la madre, nos invita a contactar con la confianza en uno mismo. Cuando hemos probado esa confianza, entonces podemos sentir una alegría interna profunda. Es la alegría del Ser.

Cuando hablamos de la Luz nos referimos a la información contenida en esos rayos de Luz y que los árboles absorben conscientemente, agradecidos por ese regalo continuo que aprovechan para transformar el precioso oxígeno que reciben y entregando las sombras para que la Luz las transforme nuevamente. De hecho, es lo que ocurre cuando nos acercamos a un árbol de la especie que sea con la intención de comunicarnos con él, le entregamos nuestra sombra y él nos regala esa Luz transformada en cualidad.

Cuando hablamos de la Luz y de cómo la necesitamos, nos referimos a la Luz entendida como contenedora de cualidades. Imagínate en un prado, en la playa o en lo alto de una colina, en una mañana o al atardecer, recibiendo el calor y la luz del sol sobre ti; cierras los ojos y aun así sientes que la Luz te envuelve, te da calor, alegría de vivir, calma, paz, fortaleza. El sol ilumina a todos los seres por igual, los ama y los cuida sin distinción alguna.

Albert es periodista, de unos cuarenta años, soltero. Vino solo y creo que con curiosidad periodística para ver qué hacíamos en estos Talleres de Comunicación con los Árboles. Este tipo de personas son las más graciosas y las que reciben más ya que vienen sin proyectar, sin ninguna expectativa, se dejan ir y se entregan a lo que llegue.

El primer árbol para trabajar fue el pino. Y Albert se fue montaña arriba. Subió por la pared de la montaña, ¿por el camino? De ninguna manera, se fue a la aventura, nos explicó cuando le tocó compartir, fue salir de la casa y salirse del camino. Sostenía que seguir el camino ya lo hace en el trabajo, en la ciudad… siguió hablando entre emocionados sollozos. Se sintió atraído por un pino, ni grande ni pequeño, que literalmente percibió que le llamaba:

—Ven, ven conmigo y baila.

Albert nos contaba su experiencia con palabras, nos ofrecía un relato, nos regalaba su emoción y sus lágrimas se confundían con su risa.

—¿Que baile? –repetía.

—Sí, sí quieres, tú puedes hacerlo.

Y así lo hizo, siguió relatando:

«Empecé a bailar tímidamente, esperando que nadie me viera… Oh, Dios mío, todo un intelectual bailando delante de un pino. Pero sí, así era, por eso reía y lloraba, estaba bailando, solo delante de un pino que ni siquiera era un gran pino, ¡ni un Gran Maestro Milenario!».

Pensó: «Albert, estás perdiendo la chaveta».

A estas alturas del compartir de Albert, todo el grupo se estaba desternillando de risa. Nosotros sentimos un amor inmenso por nuestro trabajo y las palabras de Albert nos confirmaban, una vez más, que nuestros queridos árboles están despiertos, activos, receptivos, entregados a todas y cada una de las personas que llegan a ellos.

Y aún había más, Albert siguió relatando su experiencia, y nos dijo que al bailar sentía música y cantaba y empezó a sentirse libre, y cada vez más libre y a dar vueltas alrededor de su amigo, así lo llamó, y que en un momento dado hacía calor, era un día de primavera espléndido, miró al Sol y se quitó la ropa.

«Sí, sí, me he quedado desnudo y bailando alrededor del pino, sintiéndome feliz, libre, amado, con ganas de amar y agradecido por la alegría que me ha hecho sentir ese pequeño pino. Cuando he oído el silbido de Joan para regresar, le he dado las gracias, como si fuera un amigo y me he despedido».

Frente a un anciano sabio

Para llegar a ese fuego interno, el pino nos enseña que hay que soltar todo aquello que ya no nos sirve, que es viejo, antiguo, que pesa y duele. Igual que hace él desprendiéndose de sus ramas viejas. Hay pinos altos con copas brillantes que nos muestran que sus ramas inferiores están secas, muertas; como si de una escalera se tratara, nos indican que para subir a la copa y llegar a ese fuego tenemos que hacer como él, abandonar las ramas del pasado.

A veces llegamos a un sitio con prejuicios y es precisamente esa predisposición la que crea a menudo un milagro. Jaume, es oficinista, de unos cincuenta años, un hombre serio y trabajador. Venía al taller por curiosidad, le gustaba caminar por la montaña y, al saber de nuestros talleres, se apuntó. Aparentemente no tenía ninguna expectativa concreta. Sin embargo, resulta que el primer árbol que el test marcó para su grupo fue el pino. Entonces, sin ambages, Jaume, nos comentó que se sentía profundamente frustrado, pues según él de pinos hay muchos y era un árbol que le parecía demasiado común, nada singular y vulgar. Pero bueno, como he dicho antes, era una persona responsable, seria y trabajadora y aunque no le apetecía mucho tuvo claro que iba a buscar un pino para ver qué pasaba.

Al volver de su encuentro con el pino y reunidos para compartir la experiencia, Jaume fue el último en hablar. Muy serio empezó su relato:

«No entiendo, no entiendo cómo funciona esto ni qué ha pasado. Nada más acercarme a un gran pino que me ha gustado por su forma he empezado a llorar. Me daban pena sus ramas secas, toda la maleza que le rodeaba, como si lo ahogara... Entonces, me he acordado de mi padre y con furia he empezado a cortar las ramas que he podido, las que estaban a mi alcance, como si quisiera llegar a algún sitio. No había mente, no podía pensar, sólo sabía que tenía que ayudarlo a liberarse de tantas ramas secas. Cuando he podido acercarme a su tronco, me he abrazado a él, y así apoyado, recordando a mi padre, sentía que el árbol me decía:

—Yo también soy viejo, pero también sabio, ¿qué puedo hacer por ti? Llorando, le he dicho que ya lo había hecho. Me había ayudado a recordar la fragilidad de mi anciano padre, el enfado que siento por su vejez y todo el amor y calor que no le estoy dando y que tú me has hecho recordar. Sólo puedo sentir por todos los pinos agradecimiento, y les pido perdón por haberlos menospreciado y no haberles dado el valor que ahora sé que tienen».

No todas las experiencias se pueden explicar como un relato extenso. La mayoría de las veces no es más que una imagen o una palabra, o sensaciones corporales. Incidimos mucho en animar a los que vienen a no dejarse aplastar anímicamente por lo poético de la explicación de un compañero, hay personas que tienen el don de la palabra y su facilidad para expresarse hace que otra pueda sentir que a ella no le ha pasado nada. Como he comentado antes, la no expectativa da grandes regalos y Jaume los recibió.

Las palabras son tuyas, la información es mía

Ésta es la experiencia de Mateo que en aquel momento, de esto hace ya unos seis años, era un joven de unos veinte. Por su aspecto era un hombre claramente reservado, tímido y todavía con una sombra de adolescente, alguien que llegó a los árboles para visualizar su posible lugar en el mundo. El azar había querido que para trabajar con los árboles fuera con un grupo formado por una pareja, dos amigos y él. Así que en cierta manera inició el trabajo con un cierto sentimiento de soledad.

Después de trabajar con el pino y sin conocer a nadie del grupo, esperó a que todos hablaran. Cuando los demás hubieron compartido con más o menos extensión, cada uno con el tiempo que necesitó, Mateo se limitó a hacer una breve descripción en la que narró que había sentido atracción por un pino albar situado al lado de la casa (precisamente el mismo pino que escogió nuestra pequeña amiga Lucía en otro taller), que se sentó abrazando el tronco y cerró los ojos.

Continuó compartiendo su experiencia diciendo que a los pies del árbol formuló una sola pregunta: «¿Soy digno?», y luego se mantuvo en silencio. Nos aseguró que el árbol también estaba en silencio. Pero el permaneció durante todo el tiempo sin que pasara nada, sin que sintiera, oyera, o viera nada. Simplemente, un silencio que lo envolvía. Cuando oyó la llamada para volver, según nos contó, le dio las gracias y justo mientras empezaba a levantarse, precisamente en ese instante casi de secuencia fotográfica, percibió con exactitud una voz, como cuando alguien te llama desde un lugar un poco alejado. Mateo se volvió y frente al pino pudo sentir claramente que el árbol le decía:

—*Ya eres digno, siempre lo has sido, no dudes de ti.*

Con la clarividencia de alguien sorprendido, Mateo nos contó que le había espetado al árbol:

—*¿Cómo puedo saber que no soy yo el que contesta?*

La respuesta nos la dio profundamente conmovido por la autenticidad de lo que percibió. El pino albar le había respondido:

—*Las palabras son tuyas, la información es mía.*

Más allá de esta experiencia en concreto, ya he argumentado el porqué del trabajo grupal. En este caso, la experiencia de Mateo con el pino albar tuvo otro efecto colateral puesto que su testimonio breve pero lleno de sabiduría consiguió emocionar al resto del grupo. Era evidente que su experiencia estaba llena de autenticidad. Frente a su pregunta que había formulado al pino, la respuesta contada por Mateo rezumaba una sabiduría que escapaba a la comprensión del momento y eso hizo que el grupo se uniera profundamente. El resto del fin de semana, Mateo se dejó querer y abrazar por todos los compañeros, y es que la sinceridad no puede falsificarse. Al abrirse y mostrar su vulnerabilidad hizo reaccionar al grupo, y éste se volcó en darle calor y amor.

Según él, los dos árboles siguientes con que después trabajó no le dijeron nada, y como que no le decían nada, en vez de agobiarse se puso a dibujarlos. No eran dibujos cualesquiera, sino pequeñas miniaturas como si de una fotografía en blanco y negro se tratara y, dicho sea de paso, según el mismo narró era el primer sorprendido de sus dibujos, pues no tenía conciencia de que supiera dibujar.

Ésta es otra expresión maravillosa de la comunicación entre estos seres y nosotros. Tras su aparente silencio energías sutiles permiten que se potencien cualidades innatas de cada uno que pueden estar adormecidas. Mateo desconocía que sabía dibujar. Frente a esta comunicación llena de dignidad, los árboles no hicieron más que despertar una potencialidad. Él recibió, al contactar con la cualidad que nos ofrecen los pinos, la autoconfianza, algo que a menudo no nos dan ni siquiera nuestros padres. Mateo, desde el silencio contactó con la confianza del Ser Interno, lo que le permitió dejar de sentir vergüenza por el juicio de los demás y enseñar la esencia de quién era con sus dibujos.

Éste es un ejemplo que cómo la comunicación con los árboles no siempre tiene que ver con algo concreto que podamos percibir con los sentidos. No siempre es la palabra la que nos brota. A veces son simplemente instantes en los que descubrimos algo que no siempre apreciamos.

En esta misma línea de comunicación situaría la experiencia de Jordi, un cincuentón que ha venido varias veces y al que sin duda calificaría de Maestro de las Palabras, alguien que siempre anda con una libreta y es capaz de expresar sus sentimientos con belleza. Pues bien, el pino le instó a abrir su ser sin más. Debo decir que el primer árbol con que había trabajado Jordi había sido el enebro (su experiencia ya os la contaré más adelante). Éste le había salpicado con un oleaje de palabras que habían brotado casi como de un dictado del árbol. Así que frente al pino, inicialmente, Jordi esperaba algo parecido como luego nos comunicó. Siguiendo un impulso natural en su ser, trepó hasta la copa de un pino albar del que se había sentido atraído al poco de andar por los alrededores del torrente. Acurrucado entre su follaje se puso en actitud para poder anotar más. Sin embargo, contra todo pronóstico sintió que el árbol con determinación y fuerza le habló a su activa mente diciéndole:

—*¡Deja la libreta!*

—*¿Cómo? ¿Qué…?*

—*Deja la libreta, no escribas, ¡y disfruta!*

Riéndose de sí mismo nos dijo:

—*Así que no he escrito nada. He admirado el paisaje y he respirado la calma y el silencio de este lugar.*

Todos los árboles del entorno de La Masía están activos durante los talleres, y conocen cada experiencia. Así que el pino sabía que Jordi había pasado por una experiencia fuerte y simplemente lo puso en su regazo y acunó su Ser desde las alturas. En aquel momento, no sabía que la calma que le otorgó el pino albar no fue más que el preludio de una tempestad que azotó a Jordi después de encaramarse al pino y que marcaría definitivamente su vida posterior.

LA ENCINA: MAESTRO DEL AMOR INCONDICIONAL POR LA VIDA

La encina forma parte de una familia de árboles entre los que se encuentra el haya, el castaño y los robles. La encina pertenece al género *Quercus*, al igual que todos los árboles que llamamos robles. La encina se diferencia claramente de un roble sobre todo por sus hojas duras, lustrosas y por que no se caen en otoño como las de los robles.

Los encinares de encina común constituyen el bosque con más superficie arbolada de España, cerca de 2,8 millones de hectáreas (el 15,3 por 100 de la superficie forestal arbolada). El género de estos árboles, *Quercus*, en realidad procede de un nombre de origen celta y significa 'árbol hermoso'.

La encina común (*Quercus ilex*) puede vivir de doscientos a quinientos años, incluso hay ejemplares que alcanzan los ochocientos. Es un árbol adaptado por tanto a los ambientes xerófilos (que padecen sequía), con tendencias heliófilas (le gusta el Sol) y de apetencia claramente termófila (le gusta el calor).

Otro árbol del género *Quercus*, pero muy parecido a la encina, es el alcornoque (*Quercus suber*), un tipo de encina que vive sobre suelos no calcáreos de la península ibérica y que se caracteriza porque su tronco está recubierto de una corteza envolvente gruesa de la que se obtiene el corcho. Los alcornocales forman bosques extensos sobre todo en el noroeste peninsular y en el sudeste incluido Portugal, poblando unas 301.000 hectáreas.

Es un árbol que mantiene su aspecto verde todo el año, por eso se dice que las hojas son perennes, aunque se renuevan. Sus hojas pueden ser lisas, pero también dentadas y espinosas. Su principal característica es el color verde lustroso del haz, la parte superior y piloso y blancuzco en el envés o parte inferior.

La encina ha sido un árbol sagrado en el mundo mediterráneo. La península ibérica estuvo llena de encinares sagrados y protegidos. Es un símbolo de justicia y poder. Aún en la actualidad no es extraño encontrar pueblos en los que existe una gran encina en la plaza mayor, lugar donde la gente se reúne y admira su presencia, elegante y digna, a la que se la compara con una anciana sabia y justa.

La encina común puede llegar a medir, si la dejan crecer, de veinte a veinticinco metros de altura y abrir su copa redondeada creando un área sombreada con un radio de más de quince metros. En este caso, se trataría de una encina monumental de las que en España hay muchas y que destacan por ser árboles portentosos con un tronco ceniciento que soporta las potentes ramas que se alzan al Cielo.

En la encina se une la fuerza del padre y la protección de la madre de forma unitaria. La energía que irradia nos ayuda a anclarnos, a empoderarnos y a saber dirigir ese poder interno, a saber expresarnos con generosidad y Amor. Si observamos con los ojos abiertos, nos damos cuenta de que su sombra es muy oscura, más que la del roble. Esa sombra densa nos advierte de que su fuerza es muy interna, muy concentrada, por eso nos ayuda a alinearnos para después actuar.

La emanación energética de la encina, sobre todo si es un ejemplar longevo y robusto, llega a nosotros y se enraíza durante un tiempo haciéndonos partícipes de su potencia, solidez y seguridad, de manera que podemos sentir cómo es Ser energéticamente más fuerte y mentalmente más seguros.

El encuentro con una encina y el trabajo con ella han permitido que gocemos de algunos de los momentos más maravillosos e inolvidables que hemos vivido en los talleres. Con ella se aúnan de forma mágica el trabajo individual y el grupal, los grupos que han trabajado con este árbol han percibido el cambio en la relación con los compañeros ese mismo fin de semana y nosotros hemos tenido el privilegio de ser testigos de ello.

El grupo de las encinas que tenemos alrededor de La Masía se encuentra en un lugar de acceso nada fácil, nos han ofrecido momentos muy y muy especiales, experiencias en las que las personas que han participado se han retado a sí mismas, descubriendo hasta qué punto la vida nos da miedo a pesar de que tenemos más recursos de los que creemos.

Los HEIA-HEIO

La encina es un contenedor y emisor de energía y por ello es el árbol idóneo para cargarnos de ella. Sin necesidad de tocarla o apoyarnos a su tronco, la encina nos ayuda a movilizar nuestras energías, penetrando en el organismo humano y nutriendo los canales y circuitos sensitivos. Se trata de un árbol que actúa como un reconstituyente, y nos facilita que conectemos con las energías telúricas del lugar. Si nos dejamos envolver por esa energía telúrica es posible que nuestro cuerpo se deje mecer en esa espiral ascendente de expansión vital, entrando en un estado de meditación profundo y sorprendente que nos puede llevar, «si nos dejamos» a conectar con la danza y la música de las esferas.

La encina incrementa nuestra fuerza espiritual de una manera humilde y a la vez grandiosa. Cuando estamos abatidos, sin energía, sin respuestas, dejarse abrazar por la energía de la encina es entregarse al Amor incondicional que ésta siente por la Vida aquí en la Tierra. La encina representa el arquetipo de una anciana sabia y paciente, que escucha en silencio, te abraza, te ayuda a ponerte en pie y suavemente te empuja a actuar.

En uno de los talleres, teníamos un grupo de seis personas, una pareja y el hermano de ella, de treinta y tantos años, que venían de Girona, otra pareja joven de Barcelona y una joven de Tarragona. Entre ellos no se conocían, pero todos compartían las ganas de saber y mostrarse abiertos a la experiencia de comunicarse con los árboles y la Naturaleza.

El giro que dio el grupo y que relata esta experiencia se inició con la encina, en este caso fue el segundo árbol con el que se trabajó ese fin de semana. Era ya después del mediodía y nos dirigimos a las encinas cercanas a la casa situadas en la pendiente de la ladera de la montaña. Sin haberlo advertido por la mañana, el resultado es que al salir de la casa nos encontramos con una sorpresa inesperada, había un grupo de leñadores talando con sierras eléctricas y haciendo un ruido bastante desagradable. Estaban internados en una de las vaguadas del bosque de la zona, no los veíamos ni nos veían, pero se hacían sentir de una forma nada placentera.

Con la experiencia que nos da el tiempo y los talleres que ya hemos realizado, sabíamos que no se trataba de una casualidad. Justo un sábado, a las cuatro de la tarde, cerca del lugar donde teníamos que trabajar, en un valle donde reina el silencio y normalmente no pasa nadie, la presencia invisible pero oíble de esa cuadrilla de trabajadores cortando leña presagiaba que algo fuera de serie se estaba preparando.

A lo largo de estos años hemos aprendido a confiar en el Ser Interno de las personas y en nuestros amados árboles. Así que esperamos a que cada uno de los seis componentes del grupo buscaran y encontraran la encina a la que acercarse, a pesar del estruendo de fondo que hacían las motosierras.

Después del primer contacto nos reunimos para la puesta en común. Cada uno de los integrantes nos hizo partícipes de la experiencia vivida. Se quejaron de los bichos, las hormigas, las moscas, el ruido infernal de las sierras, del lugar, de lo difícil que resultaba acceder a los árboles..., vamos, que no habían podido conectar con ellos y estaban en un estado digamos que irascible, por decirlo suave.

Comparado con el árbol de la mañana, era todo un contraste. La primera había sido una experiencia acogedora, dulce, amable, habían conectado enseguida. Así que la encina no les gustó demasiado, se sentían invadidos por el malestar y el enfado y en esto había unanimidad total. No lo admitimos ante ellos, pero sabíamos que el ruido no era casualidad y tenía una función en el trabajo que debían desarrollar.

¡Y vaya si la tenía! La Naturaleza es una aliada nuestra para activarnos si la sabemos escuchar y, en la medida de nuestras posibilidades, entender. Todo lo que en ese momento a ellos les parecía que su preciado tiempo de experimentación estaba condenado al fracaso, para nosotros era la evidencia de la manifestación de la energía de las encinas, del trabajo de los árboles. Para nosotros estaba claro: «Tenéis que volver, entregaros a la encina, dejarla que sea ELLA la que hable y no los ruidos externos». Nuestra propuesta siempre es la misma tras la primera experiencia: «Ahora, volved a la encina con la información que os hemos dado».

En el caso de este grupo, no hicieron falta más palabras; entendieron sagazmente que el ruido era el reflejo del ruido mental en sus Vidas, de la dispersión en las cosas innecesarias, de la invasión constante de pensamientos, de la falta de profundidad. En fin, cada uno sacó sus propias conclusiones personales, pero además, como grupo, ocurrió otro fenómeno.

Mientras estaban en la encina, en la segunda ronda, primero oímos unos sollozos contenidos, pero de pronto aquellos sollozos fueron seguidos del canto de una de las chicas del grupo.

Primeramente, la melodía que tatareaba parecía más bien un susurro suave, pero poco a poco la voz se fue envalentonando, se fue empoderando y, finalmente, el canto empezó a sobresalir por encima del rugido de las sierras. Sea como sea, a medida que la melodía de nuestra participante era un eco más y más fuerte en el valle, los leñadores terminaron su trabajo. Se montaron en sus vehículos y se fueron, dejándonos solos.

El contraste ante la ausencia de ruido de los operarios hacía que la vibración de este canto persistente fuera cada vez más potente y se extendiera por el entorno. Era la evidente demostración del empuje y la fuerza de la encina. Al primer canto alto y fuerte se le unió el de la otra chica y, pronto, estos cantos se diluyeron en risas, en carcajadas que se mezclaban con el canto. Este canto y la risa sin freno se expandieron y conectaron el Cielo a la Vida y al Amor.

La encina inspiró a Soraya para que entonara una canción. Es decir, la empujó suavemente para que actuara, y las risas y la melodía permitieron armonizar y liberar al resto de sus compañeros. Era una de estas viejas canciones que probablemente quedan olvidadas en nuestra memoria más profunda. Lo que a Soraya le impactó fue que emergió en su cabeza el recuerdo de esa canción, una música que había escuchado en alguna ocasión. A la vez ese recuerdo irrefrenable se le solapaba con la orden de su mente racional de que se callara «para no molestar a los demás». Pero sentía que la vibración de la letra y la melodía brotaba, como si de una fuente de agua se tratara y nada pudo detenerla. La letra de la canción estaba armonizada por una potente voz que sobresalía de las mismas raíces frente al árbol en el que se encontraba Soraya: la encina.

Soy una niña salvaje, inocente, libre y silvestre.
Tengo todas las edades, mis abuelos viven en mí.
Soy hermana de las nubes, sólo sé compartir.
Sé que todo es de todos y que todo está vivo en mí.
Mi corazón es una estrella y soy Hija de la Tierra.
Viajo a bordo de mi Espíritu y camino hacia la Eternidad.

Pero esto no acaba aquí, mientras las dos chicas cantaban la letra los demás, como no la conocían, empezaron a hacer coros. Y la letra del estribillo, era:

AHEIA EEE!!!!!!! AHEIAOOOOO!!!!!
AHEIA EEE!!!!!! AHEIAOOOOO!!!!

Así fue cómo este grupo de seis personas que no se conocían, gracias al trabajo conjunto con sus tres árboles, forjaron una amistad que a día de hoy continúa, dos años después. Se bautizaron a sí mismos como los ¡¡¡HEIA HEIO!!!

La abuela encina

En La Vall de La Pedra, donde impartimos los talleres, tenemos un pequeño grupo de encinas que son habitualmente con las que trabajamos. Son encinas duras, fuertes, valientes, ancladas en un terreno pedregoso y con notable pendiente. Alguna vez hemos bajado al pueblo de La Coma por un camino que bordea el río a buscar unos ejemplares magníficos que se encuentran en ese lugar, pero se ubican al lado de un camino transitado por excursionistas.

Cuando el árbol que hay que trabajar es la encina, también pregunto, testo, el lugar para ir. Nos resulta interesante observar el hecho de cómo depende del carácter de las personas que componen el grupo el acercarse a un lugar o a otro. Por tanto, un grupo de encinas se encuentra en terreno llano y fácil de acceder, mientras que el otro grupo crece en un terreno rocoso, de difícil acceso, en el que los participantes se tienen que arrastrar entre las zarzas, arañarse. Precisamente, la ubicación espacial de estos árboles tiene que ver con su propósito vital.

Las encinas ya sean las situadas al margen del camino del río, accesibles, o las de acceso más complicado en esencia tienen la misma cualidad: Amor incondicional por la Vida. Todas las encinas nos muestran su carácter sociable, colaborador, creadoras de un espíritu grupal que nos recuerda que no estamos solos. A la encina le gusta ser respetada y reconocida y, en la misma medida, te devuelve el respeto y el reconocimiento.

Laura es una preciosa joven treintañera, divorciada y madre de dos niños. Aprovechó que su exmarido se quedaba con los niños y se vino a participar en el taller. Ella era consciente de que vivía con miedo, miedo por todo, por el pasado, por el futuro y sin ver el presente.

El resto de los participantes de ese taller lo completaban cuatro chicas más, también sobre unos treinta y tantos años, así que enseguida congeniaron y lógicamente el tema, el objetivo a trabajar era común en las cinco: ¡los hombres!

Cuando las chicas advirtieron el lugar donde estaban las encinas, creo que su primera intención hubiera sido desistir. Pero, incluso así, y en concreto Laura, por la razón que fuera, eligió la encina que está más alejada y en el lugar más abrupto de la pared de la montaña, pero allá se fue.

A la vuelta del primer encuentro nos sentamos para compartir las experiencias en un precioso claro que hay al lado del bosque de las encinas. La encina, dicho sea de paso, había sido el primer árbol con el que se encontraban. Así que su primera experiencia era con la que yo denomino la abuela encina: llena de un absoluto Amor incondicional por la Vida. Volvieron todas ellas exultantes, sorprendidas, emocionadas y con ganas de trabajar más.

Laura compartió su sensación de miedo al ver la encina, pero también remarcó que a pesar de esa sensación se acercó a ella. Al ponerse a sus pies, enseguida y para su sorpresa encontró una posición cómoda, nos dijo: «¿Cómoda? ¡No! ¡Comodísima!

Se abrazó fuertemente a la encina y se dio permiso para gritar, gritar su frustración y llorar. Repasó su vida actual, se dio cuenta de las ayudas que tenía y de otras a las que no daba valor. Sintió el valor de sus hijos, de sus padres, del trabajo, de sus amistades... y cómo se había enfocado sólo en su divorcio, que, como suele suceder, le estaba resultando doloroso y difícil y cómo este evento monopolizaba toda su existencia. Nos relató que el hecho de verse sentada en la encina, con los pies colgando, en plena montaña, con personas que no conocía le parecía un reflejo de su vida actual y cuán harta estaba de vivir así.

Por lo tanto, al pie de su encina pidió sentirse verdaderamente a sí misma, con su juventud real, como una mujer válida, como una persona de autorreferencia, de alguien que a medida que transcurría ese encuentro estaba recuperando su autoestima, como si alguien o algo la estuviera rellenando de vitalidad. Laura se dio cuenta de dónde estaba estancada y de su presente. La energía de la encina, del lugar y del grupo le estaban haciendo ver con claridad hacia dónde quería ir.

Realmente, sintió que la abuela encina la alineaba con su objetivo personal, el de su ser verdadero y suavemente la empujaba a caminar. Su experiencia la alejó del terreno peligroso que percibía y la plantó, como la encina que la acompañaba, con firmeza con los pies en la Tierra.

El descubrimiento y el cambio

¿Qué quiere decir «alinearnos»? Sencillamente, algo tan necesario como «pon orden en tu vida», en todos los aspectos. La encina mantiene su copa siempre verde, llena de hojas, con ello nos muestra su tenacidad para soportar la dureza del clima y del terreno, su fuerza y resistencia.

Cuando contactamos con la encina siempre nos transmite su fuerza sean cuales sean nuestras circunstancias de Vida. Lo digo por experiencia personal, una energía que fortalece nuestro sistema nervioso, nos transmite concentración y apertura de los sentidos, una energía que nos estimula el estado de alerta, de presencia plena en el presente. Su fuerza es la encarnación del estar aquí y nos habla de nuestro paso por la materia, de nuestra necesidad de reconocimiento por parte de los otros. La encina nos habla del vivir aquí y ahora, y lo lleva haciendo desde hace millones de años.

Basta con tener la paciencia de sentarse a su lado, en una actitud de recogimiento, nada más y esperar. Desde nuestra humildad, ella abre su corazón y comparte la sabiduría acumulada con quien está dispuesto a adentrarse en las profundidades de sí mismo, sin miedo a autoconocerse.

Venia de Castellón, entonces Carlos tenía treinta y seis años y estaba soltero, trabajaba en un banco y manifestaba un profundo rechazo hacia el modo en que vivía su Vida, insulsa, gris, solitaria. El agobio de Carlos era tal que ya desde el inicio del taller no conectó para nada ni se entregaba al grupo, no se fijaba en el lugar, estaba ausente de tanto querer estar en ese otro sitio que intuía, pero al que no sabía cómo llegar.

La encina era el tercer árbol y último del taller y llegó a ella exhausto. ¿Os imagináis cuál fue la encina escogida? Pues sí, la misma que la de

Laura, una encina independiente, bien arraigada y colgada en la pared. Una encina desde la cual se divisa La Vall de la Pedra en toda su extensión, es decir, un punto de vista totalmente diferente del que la mayoría solemos escoger para sentir la Vida.

Carlos, tras regresar de la encina, inició su experiencia confesando sus deseos de cambio. Estaba cansado de ver la Vida desde la mesa de la oficina, se agobiaba del tedio diario y eso le producía una sensación continua de dar vueltas como un asno atado a la rueda del molino y en la que su particular noria daba vueltas sin descanso y sin ver la salida al hastío.

Llegaba a la encina tras visitar dos árboles que no le habían aportado nada y que, en cierta manera, acrecentaron en Carlos su sensación de vacuidad en todo cuanto hacía, taller incluido.

La experiencia con la encina tuvo muchas consecuencias. Comprendió por su desconexión durante todo el sábado, y el hastío con el que había llegado a la encina. Tras sentarse a sus pies, su potente energía lo sacudió como una puerta abierta frente a una ventisca. Le llevó a despertar a recordar aquellos momentos de su juventud en los que se subía a los árboles junto con sus amigos, correteando por las calles de su pequeño pueblo natal. Mientras estos recuerdos transitaban a toda velocidad atravesando todo su Ser se sentía feliz. Carlos había podido acceder a esta parte profunda que yace en todo Ser humano, esa parte que a menudo acallamos y mantenemos prisionera. Esa parte que, como reconocía ante el grupo, estaba manipulada por conveniencias familiares y profesionales.

Cuando dejó el taller nos aseguró que tendríamos noticias suyas. Y así fue, al cabo de unos meses nos escribió contándonos que había dejado el trabajo, se había mudado de la capital y estaba viviendo en un pueblo, rodeado de Naturaleza y dedicándose a descubrir qué es lo que la Vida le tenía reservado, nuevos amigos, un nuevo trabajo y una relación más sincera consigo mismo y su familia.

EL ROBLE: MAESTRO DE LA FUERZA

*S*ólo en España tenemos unas seis especies de robles cuyas diferencias vienen dadas sobre todo por la forma y medida de las hojas. Todas las especies del roble al igual que la encina son del género *Quercus* y de la misma familia. Sin embargo, a diferencia de la encina, todos los robles son de hoja caduca, es decir, pierden la hoja en invierno, aunque alguna especie como el roble peludo (*Quercus pubescens*), las mantiene secas y no caen hasta unas semanas antes de que empiecen a brotar nuevamente.

El roble vive en lugares húmedos en las tierras bajas y en montañas hasta un máximo de mil metros de altitud. Es un árbol majestuoso y tradicionalmente se le considera el rey de los árboles, el padre por antonomasia, un árbol noble cuya madera durísima y duradera ha sido utilizada en la construcción de casas, las traviesas para las vías de los trenes, las barricas para preparar licores, muebles, etc. Es una de las muchas maderas que fue empleada por Noé para construir su arca bíblica. Su corteza es muy rica en taninos por lo que se ha empleado para curtir pieles. Las especies de este género son todas extremadamente longevas, rústicas y resistentes con una madera pétrea.

Caracteriza al roble su hoja lobulada y su tamaño varía según las especies. Así por ejemplo, las hojas del roble albar (*Quercus petraea*) y el quejigo (*Quercus canariensis*) pueden ser de hasta 20 cm de longitud. En cambio, en otras especies como el melojo (*Quercus pyrenaica*), el quejigo (*Quercus faginea*), el roble peludo y el roble albar (*Quercus robur*) las hojas miden entre 6 y 12 cm. Pero a pesar de estas diferencias en el ramaje, todos dan como fruto las bellotas, que maduran a finales de septiembre u octubre, al igual que las encinas, pero no las producen antes de los 30 o

40 años. Todas las especies de robles pueden alcanzar edades centenarias y alturas de entre 20 y 45 metros.

Es un árbol majestuoso y cuando crece en solitario la copa es regular, redondeada y su forma volumétrica con ramas gruesas en estos ejemplares centenarios no deja indiferente. En los bosques donde crece más denso, su copa es más estrecha. Este árbol se distribuye tanto por espacios abiertos como se adentra en las zonas de montaña donde puede convivir con el haya, el espino albar, la encina, el serbal, el fresno o el avellano. La especie de mayor tamaño de los robles europeos es el roble albar, pero en nuestra zona trabajamos con el roble peludo y el albar.

Se han identificado ejemplares de roble con más de ochocientos años y es un árbol generoso, dador de vida a su alrededor pues permite que en su ramaje vivan pájaros, pequeños mamíferos, insectos, musgos, líquenes, muérdago, etc. El roble es en sí mismo todo un ecosistema y su fruto, las bellotas, se utilizan para alimentar al ganado a la vez que crea un rico sotobosque. Es restaurador y protector del suelo, por eso crea bosques muy fértiles, al cubrir con sus hojas caídas el suelo y producir una cierta humedad.

El roble es el árbol por antonomasia ligado a la tradición druídica en toda Europa. Por eso durante las primeras etapas de la implantación del cristianismo se cortaron muchos de los viejos robles que ocupaban lugares sagrados en los pueblos y bosques cercanos. Su fuerza y sabiduría era reconocida y por este motivo el roble era un árbol simbólico para muchos pueblos. Su magnetismo es tan grande que incluso a una persona poco sensible le cuesta no sentirse atraído por un roble.

En su regazo, bajo su sombra, su cualidad de revitalizador es indiscutible y no sólo en el plano físico, sino también en el mental y emocional. En las tradiciones antiguas el roble se consideraba el dador de la fortaleza, el ánimo y aliento vital. Un árbol cuya presencia, por ejemplo junto a una escuela, ayuda a la disciplina, la concentración y la imaginación en los alumnos.

El roble es el árbol a cuya sombra se medita mejor, se toman las decisiones más importantes y se siente la divinidad masculina. En el norte de España hay numerosos ejemplos de respeto y veneración hacia él, el más conocido es el del roble de Gernika. El pueblo vasco se designa y distingue a sí mismo como el que habla euskera, el que carece de doblez o equívocos, en euskera, todo lo que se dice: Es. Como el roble.

Además los reyes, en Euskadi, siempre firmaban los tratados importantes debajo de un roble porque al ser el guardián de la puerta de la verdad bajo él siempre se habla la verdad. Es una lástima que se haya perdido esta antigua y venerable tradición.

Los indígenas americanos especialmente de los pueblos del este comparten este estadio de inocencia y nobleza de espíritu, que no es más que un reflejo del contacto permanente con los robledales. Hoy puede que estas tradiciones indígenas nos parezcan antiguas y representen la vieja mentalidad, pero nos muestran la fortaleza de sus conciencias. Para ilustrar esta concepción nada mejor que estas palabras de un piel roja:

«Ser consciente de la existencia es algo aterrador y sagrado. Nuestra conciencia reflexiona sobre sí misma: las palabras nos son dadas. El verbo ha de ser tratado con respeto, si no su poder se vuelve incontrolado y obra a favor del mal. Mentir era impensable según las viejas costumbres, pues abusar de las palabras es poner en peligro la nación».

El árbol aparece en distintas tradiciones como guardián de la conciencia humana. Por ello no es extraño ni casual que los consejos de los ancianos no sean muy diferentes de los que podríamos obtener de un árbol como el roble, que se caracteriza por sus cualidades de sabiduría, fuerza, diálogo, pacificador e intermediario, creador de ley. El olvido y la pérdida de identidad respecto a nuestra unión con los árboles nos alejan del bienestar.

La palabra que se da bajo la sombra de un árbol como el roble tiene un valor sagrado y por ello en la Antigüedad la asamblea local se reunía bajo su sombra al igual que el juramento y la justicia se impartía a sus pies. En la Antigüedad eran símbolo y custodio de la paz y la libertad del pueblo, su papel de testigo cobraba mayor importancia si se tiene en cuenta que las leyes no eran escritas y que en estas reuniones se resolvían conflictos entre vecinos y pueblos. Esta tradición se remonta a tiempos muy lejanos. Antiguamente, los hombres se reunían para tratar de cuestiones importantes bajo este árbol y otros semejantes. Después se pasó a las iglesias y a las casas consistoriales y hoy las reuniones y los negocios se organizan en las tabernas, frente a un plato de comida o bebida. Ahora, sólo tienen un significado folclórico. Sin embargo, no siempre fue así.

Recuperar espacios con robles sería una tarea que no deberíamos olvidar. En Cataluña en muchas fuentes donde la gente iba a coger el agua se conservaba a menudo un gran roble. Este contacto permanente entre los aldeanos y el roble de su fuente sin duda mantenía la buena convivencia en la comunidad.

La fuerza del roble proviene de la Tierra, sus potentes raíces nos muestran la posibilidad de encarnar y manifestar nuestro camino en la Tierra, nos invita a la acción. La fuerza externa viene del Sol y la fuerza interna de la Tierra, solidez, perseverancia, su energía nos inunda compartiendo su generosidad, su nobleza. Es sabio, justo e intuitivo. Nos recuerda que en su presencia podemos alimentar y fortalecer nuestro Hara, nuestro plexo solar, que es donde reside la voluntad consciente, nos transmite la cualidad de la disciplina y lo beneficiosa que es para nuestros objetivos, nos ayuda a centrarnos, a ser iniciadores de proyectos ejerciendo sobre nosotros magnetismo y poder personal. Representa al padre, al padre maduro, protector, sabio y responsable, pero aún joven como para darte el impulso y empujarte a actuar, incrementando en nuestro interior la vitalidad, la juventud y la virilidad. Es eminentemente energía masculina en el sentido de acción de la palabra.

La magia del roble es más evidente si recordamos que los antiguos druidas se dirigían a ellos para recolectar el muérdago. En el antiguo idioma celta, *druid* significa 'roble', aunque otra acepción que se atribuye a este sustantivo derivaría de *dru-vid,* es decir, 'fuerza-sabiduría'.

Curiosamente, es de los árboles que menos han salido para trabajar con ellos y, también curiosamente, tenemos varios robles de buen porte en el valle y uno que parece ser el vigilante de la casa. Quizá sea que para recibir la fuerza del roble sea necesaria una determinada aptitud que se adquiere cuando la persona ha trabajado su aspecto espiritual. Pero, según nuestra experiencia, la energía del roble también se ha manifestado como el potente rayo que cruza nuestro ser para reubicar nuestras expectativas vitales.

El muérdago, administrador de energía telúrica

Aunque no es una planta que crezca exclusivamente sobre el roble, sí que hay una alianza roble-muérdago. Esta alianza nos habla de la perfecta armonía y unión que alcanzan las fuerzas del Cielo y la Tierra.

La ciencia clasifica al muérdago (*Viscum album*) como una planta hemiparásita, es decir que por una parte se alimenta de otro ser, pero no del todo, pues también tiene la capacidad de realizar la fotosíntesis por sí misma. Así que por un lado se enraíza penetrando unas finas raíces a través de las ramas del árbol y se alimenta de él, pero sólo de forma parcial, pues también puede convertir el dióxido de carbono en materia vegetal. Además, otra característica interesante del muérdago es que para su reproducción utiliza a los pájaros que comen sus bayas y, cuando excretan sobre la rama de un árbol, las semillas pueden germinar. Si los excrementos del pájaro con las semillas de muérdago caen sobre el suelo, éstas no podrán germinar nunca. Las semillas del muérdago cuando germinan sacan una raicilla con un aguijón que se hunde en la madera y se alarga en su interior cada año. Las bayas son tóxicas para el hombre y si acaso sus efectos medicinales dependen del árbol en el que se asienten.

Hay tradiciones sobre todo en el norte de Europa que conceden al muérdago infinidad de propiedades benéficas, de simbología mágica. Se dice que para recibir esas propiedades hay que cortar el muérdago con una hoz de oro y no tocar la tierra. ¿Quién no recuerda al druida Panoramix y su hoz de oro?

El historiador romano Plinio el Viejo describe que los druidas galos veneraban el muérdago por considerarlo una manifestación divina y el roble sobre el cual crecía como el árbol que a modo de templo había sido elegido por el mismo dios.

El muérdago, creciendo sobre el roble, es el símbolo vivo del Sol, el fuego, el rayo, la divinidad que desciende sobre la Tierra, materia. Esta enigmática planta, aun siendo de origen celeste, toma su alimento a través del árbol. Según la tradición druídica el árbol donde crece el muérdago, sea un roble, un sauce o un pino, adquiere un carácter sagrado.

Dejando aparte simbologías mágicas, de lo que no hay duda es que el muérdago es una de las plantas más antiguas de nuestro planeta y ha logrado sobrevivir adaptándose siempre a las condiciones de vida actuales.

En su fisiología se aprecia que es incapaz de extraer del sustrato mineral terrestre, como el resto de las plantas, los nutrientes básicos por lo que los extrae del fluido vital de los árboles. Florece en primavera pero en nuestra latitud los frutos maduran durante el crudo invierno. Sus bayas de color blanquecino, translúcidas, son una estructura carnosa que protege a las semillas en su interior. Precisamente, en medio del frío invierno las bayas conspicuas del muérdago se convierten en un alimento preciado para algunos pájaros que las comen.

Los expertos discuten sobre si la presencia del muérdago es realmente perjudicial para los árboles. Lo que está claro es que, aunque parecen tener cierto efecto beneficioso sobre los árboles que colonizan, un exceso de esta planta puede debilitarlos y llegar a secarlos.

En la zona de La Masía, a medida que uno va subiendo por la carretera que transcurre por La Vall de La Pedra, podemos observar que la mayoría de pinos están habitados por esta planta mágica, el muérdago. Como se trata de pino albar, pueden recordar a los árboles de Navidad, adornados por coronas y coronas de muérdago.

La presencia de muérdago es algo que me ha interesado siempre, así que empecé a observar las áreas donde era más abundante. Se me ocurrió medir la cantidad de energía telúrica que brotaba en esas zonas. Mi conclusión es que el muérdago es habitual en lugares de los que brota energía telúrica en abundancia. Esto nos permite pensar que esta planta parece absorberla de algún modo, librando al árbol de las deformaciones y perturbaciones que sin él sufriría por crecer en zonas geopatógenas.

La geobiología ha estudiado durante muchos años los lugares denominados geopatógenos o con perturbaciones telúricas, es decir zonas con fallas geológicas, presencia de cursos de agua subterránea, intersecciones en las redes de Hartmann.

Hoy tenemos la certeza de que habitar en viviendas ubicadas sobre una zona geopatógena puede dar lugar a que sus habitantes están expuestos de forma más probable a contraer desde enfermedades como el cáncer hasta disfunciones más temporales como las migrañas, el cansancio, etc. Los árboles no están exentos de los efectos de las energías telúricas. Así que para los geobiólogos el muérdago es un indicador de las perturbaciones telúricas, pero a la vez su presencia sobre estos árboles también tiene una vertiente sanadora de reequilibrio respecto a las fuerzas planetarias. En definitiva, el roble es un huésped de honor para el muérdago sanador capaz de equilibrar estas fuerzas, tanto en el organismo humano como en el suelo terrestre.

El amante permanente

Cuando un árbol alcanza cierta edad y considerables dimensiones, es normal que si nos abrazamos a su tronco sintamos la invitación a acurrucarnos a su lado y a disfrutar de su hospitalidad. No hay duda de que al lado del árbol maduro podemos afirmar que nos encontramos ante un ser sagrado. Su espíritu es palpable y uno es testigo de cómo nuestra mente se impregna de una callada sabiduría, de una regeneradora paz y de un incondicional Amor que proviene del vacío mismo que compartimos con toda la creación.

Aunque vivo en una ciudad, el mío en un barrio fronterizo con la Naturaleza que se desparrama sobre el valle del río Ripoll. Con frecuencia solemos bajar hasta el cauce del río dando un largo y precioso paseo, admirando lo que hay de belleza en la ribera fluvial en la que no faltan los plataneros y cañizales por entre los cuales corretean patos y otras aves acuáticas. En el camino de bajada hacia el río hay un roble anclado en un terraplén y sus raíces se adentran en la tierra que hace de ladera. Desde esta posición se alza su magnífico tronco, de corteza grisácea y con una copa amplia que se reparte en la verticalidad que componen sus ramas. Es decir, para abrazar su tronco hay que encaramarse un poquito a la pendiente y quedarse sentada a su lado como si una estuviera en una especie de balcón desde donde poder admirar todo el paisaje.

Uno de los días fuimos paseando a encontrarnos con este roble que ya comenzaba a perder las hojas y para nosotros todavía estaba más impresionante, pues dejaba ver toda la fortaleza de sus ramas y la belleza que queda tamizada por la copa llena de hojas. Así que me senté a su lado y lo admiré, lo abracé y cerré los ojos. Al instante me fundí en él, sentí cómo desde la atalaya donde está situado observa la Vida sin ser observado. Sus ramas son tan fuertes y grandes que casi parecen troncos extendiéndose por el espacio. Más que un árbol, es un universo condensado en un espacio aquí en la Tierra, cuyo tronco enorme sostiene a su vez las ramas que van creciendo y convirtiéndose en una gran familia. Las partes unidas por el alimento que recibe el tronco desde las raíces, fuertemente enraizadas en lo profundo de la Tierra y desde las cuales se reparte ese alimento a las jóvenes ramas que, todavía inocentes y juguetonas se elevan hacia el Cielo descaradas para recibir la luz y la información celeste.

Al lado del roble entendí que en él podían convivir las energías de la madurez, la sabiduría, el raciocinio (*seny*, en catalán), la locura y la alegría desbordante de la niñez y la juventud. Entendí también que es posible que estas dos cualidades las podemos fundir en nosotros sin renunciar a la alegría, que podemos entrar en la madurez o sumergirnos en la vejez con serenidad y llenos de Vida.

¿Os ha pasado alguna vez que, conversando con un amigo, estás tan fascinado por lo que te dice que no oyes nada más, ni un solo ruido externo, que únicamente estáis tú y él? Pues así estuve durante un tiempo indeterminado, en ese lugar donde hay paz y calma y que los árboles tienen la capacidad de llevarte.

De pronto, se acabó, abrí los ojos y pensé: «Qué curioso, es domingo, un momento de la semana en el que el paseo del río es un continuo ir y venir de familias paseando con sus niños, en bicicleta, jóvenes y mayores haciendo *footing*, parejas con sus perros». Era un domingo de otoño cálido y soleado y la Vida se manifestaba en todo su esplendor, y yo estaba arriba, abrazada a un árbol, observando cómo iba pasando gente por delante y, curiosamente, nadie nos miraba.

Pensé: «No, no puede ser que nadie nos vea». En verdad que me importaba poco oír: «Mira, mira, está abrazando a un árbol», pues hace tiempo que he perdido ese tipo de vergüenza. Sin embargo, me sorprendía que pasara la gente y no se quedaran admirados de la belleza del roble. Así que desde este trono particular al lado del roble me dediqué a observar a todas las personas que pasaban por delante del majestuoso árbol y no se fijaban en nosotros. Cada cual estaba enfrascado en sus cosas y, mientras atisbaba a mi alrededor, sentí al roble reírse de mí: «Cómo se van a fijar en ti, si no se fijan en mí ¡¡¡y mira que soy grande!!!». Nuevamente, el título del libro vuelve a tener su razón de ser: *La Sonrisa de los Árboles*.

«El amor comienza cuando el reproche termina, cuando la vanidad y la arrogancia enmudecen, dando paso a un estado de calma y apreciación en el cual abrazas la paz contigo mismo. Sin paz no hay amor, y sin amor no existe la auténtica compañía».

Los árboles aman sin esperar. Aceptan, se entregan al Sol, al viento, a la lluvia… o a la indiferencia. Cuántas veces nos ha pasado que queremos que se nos vea, llamar la atención, que nos quieran, que nos admiren, que nos recompensen. Cuando la Vida en mayúsculas circula dentro de nosotros es sin duda el mejor regalo, lo es Todo. Esperamos la aprobación del otro, desde fuera, y así negamos nuestras cualidades. El porte del roble te dice: «Mis raíces, mi tronco, mis ramas, mis hojas, mis frutos… Todo lo que ves es la expresión de la Vida y el Amor que en silencio habla a quien quiera escuchar».

Mientras me sentía inundada de la fuerza y la risa de mi amigo el roble, recordé una estrofa del gran maestro Joan Manel Serrat, en la canción «De vez en cuando la Vida»:

… de vez en cuando la Vida toma conmigo café
y está tan bonita que da gusto verla,
se suelta el pelo y te invita a salir con ella a escena
…de vez en cuando la Vida…

Frente al padre

El roble es uno de los árboles más conocidos a ojos de un profano, es decir, casi todas las personas saben cómo es físicamente, lo ubican al lado de las ermitas, de las fuentes, en prados cercanos a las viejas casonas, grandioso y potente. Se trata de un árbol que, a pesar de todo, seguimos relacionándolo enseguida con la sabiduría, con la verdad, con los druidas, es decir, que a nivel del hemisferio izquierdo nuestra biblioteca mental lo tiene ya colocado, y a nivel del hemisferio derecho, en nuestra experiencia, podríamos decir que la mayor parte de nosotros le tenemos respeto o incluso miedo, ya que inconscientemente sabemos que delante de él no podemos engañarnos, sabemos que hay que decir la verdad, y parece que de momento la mayoría de nosotros todavía no estamos preparados para asumir la verdad. Sea la verdad de nuestros actos, de nuestros pensamientos, emociones…

Ramón vino solo y con una gran carga espiritual, lleno de saber a nivel mental, estudioso de todas las formas de conocimiento esotérico y, según comentó al grupo, necesitaba poner todo ese conocimiento en práctica, pero no sabía cómo. Uno puede imaginar que, cuando tocó ir a trabajar y contactar con el roble, se fue diligentemente hacia el árbol escogido, con la actitud del que sabe que va a encontrarse con un Maestro.

En el momento de compartir la experiencia, todo el grupo estaba muy revuelto. Nos encontrábamos en una zona en la que sólo hay robles muy apretados aunque son árboles muy antiguos y potentes, así que su energía actuó como una maravillosa suma de información que nos envolvió a todos.

Cuando Ramón empezó a comunicar su experiencia, compartió con todos su escasa y difícil relación con su hijo mayor de diecisiete años, de la distancia que se había creado entre ellos y de cómo juzgaba a su vástago por sus continuas salidas y entradas nocturnas de fiesta en fiesta. Tenía la impresión que como padre le estaba fallando a su hijo. El roble tiene la energía del padre maduro, culto, protector, el señor del bosque.

Mientras Ramón siguió hablando, estaba pletórico, feliz, se daba cuenta de cómo era su comportamiento respecto a su hijo y lo confesaba con una pureza y fortaleza que sorprendía: «Soy severo, no me muestro enfadado, pero sí excesivamente serio». El roble le había hablado alto y claro y según su testimonio éste le había dicho:

—*No te engañes, no le des la espalda... y míralo.*

Ramón siguió comentando que su concepto como persona profundamente espiritual chocaba frontalmente con la energía liviana, experimentadora de la juventud y el despropósito de vida de un adolescente según su visión.

Finalmente, concluyó:

He estado delante de la verdad, pero como todos tenemos nuestra verdad, por eso no hay que juzgar a nadie. He perdido la noción del tiempo, no hay pasado ni futuro, me he quedado en una especie de vacío, de paz, de sabiduría y verdad.

El roble le había ofrecido la valentía para asumir que la desconfianza y el desaliento no forman parte de la virilidad. El roble había hecho su función, ayudar a madurar, a desbloquear emociones, a liberar tensiones innecesarias y sobre todo a liberarse de la desconfianza frente a su hijo.

Como la fuerza de un rayo

El roble es capaz de recibir los rayos de una tormenta y transformarlos repartiendo Vida. Transforma el fuego del Cielo por toda la Naturaleza que le rodea, vivificando y energizando. El roble nos habla de cómo recibir las tormentas y los rayos de las circunstancias de la Vida, aceptando y aprovechando esa colosal fuerza para, aunque estemos chamuscados, ser capaces de repartir armonía, paz, sabiduría, verdad, confianza.

Es una auténtica fuente de estímulo y de Vida. Es recomendable para personas muy exigentes consigo mismas, rígidas y bloqueadas, agotadas física y psíquicamente. Personas muy luchadoras que lo dan todo sin tenerse en cuenta y después se ven afectadas por la frustración y el estrés.

Pedro acudió solo a nuestro taller. Me asombró al primer contacto y lo digo únicamente a modo de pura observación, por la apariencia atormentada que emanaba. Habitualmente, los participantes llegan a La Masía y la propia singularidad de la experiencia y el lugar crea expectativas aunque también incertidumbres que luego se irán despejando con las horas. Pero, en el caso de Pedro, desde el primer momento reconoció que se había equivocado al venir. Estaba enfurruñado, pero presente, y a la vez manifestaba de forma tan evidente su incomodidad que le ofrecimos devolverle el dinero que ya había pagado y que se regresara a su casa.

Nuestro ofrecimiento y sugerencia tampoco fueron aceptados pues además de atormentado era cabezón y orgulloso. El grupo, que había sido testigo de la conversación, supo reaccionar y se volcó en acompañarlo en lo que les permitiera y dejarlo libre cuando manifestaba sus ganas de quedarse solo.

Así que, como es habitual, estas situaciones problemáticas nunca son una pega, sino oportunidades para demostrar nuestra empatía con el que sufre, con el que no se adapta. Una oportunidad para poner a prueba nuestra capacidad de compasión, de paciencia.

No es habitual, pero sí que se ha dado algún taller en el cual se nos pone en evidencia hasta dónde seremos capaces de llegar con nuestras medidas de apoyo. Se trata de momentos en los que se necesita dar más amor, más paciencia, más atención con el fin de priorizar la atención personalizada pero sin descuidar al resto del grupo. Momentos en los que hay que dejar expresar la tormenta que se ha cernido sobre nosotros y se manifiesta con energía, pero también de tomar las medidas necesarias para que esta fuerza no invalide el trabajo de los demás.

Es en estos momentos en los que comprobamos que un número de seis personas es el ideal para observarlas como conjunto, para visualizar los lazos que se crearán aun siendo perfectas desconocidas al inicio de la actividad. Momentos en los que hay que estar atentos a los puentes de conexión que se crean. En definitiva, momentos para saborear la magia que pronto emana de la incipiente amistad, del compañerismo, que no es excluyente de dejar que a quien no lo acepte pueda seguir en la oscuridad del rincón que ha elegido.

Pedro aceptó participar pero se aisló tanto del grupo como de su trabajo frente a cada uno de los árboles. Ante el roble se mantuvo cerrado absolutamente. A la hora de compartir la experiencia, nos dijo claramente que no había querido trabajar, que se había plantado delante del árbol y que lo había retado:

—*A ver, qué puedes hacer tú por mí...*

Tampoco nos abrió su corazón mientras nos relataba que no tenía motivos evidentes para ese permanente cabreo con el mundo, pero que era así, una pura realidad objetiva sin razón alguna. A medida que escuchaba sus palabras era sorprendente para mí la fuerza del roble que salía de su boca. Su actitud era verdadera y su verdad era que estaba perdido. De lo que nos transmitió, sentía que el roble le invitaba a quedarse pero él le decía que no, que no quería, que no tenía motivos para quedarse. Esto nos lo decía en pie, delante de todo el grupo que estaba sentado en el suelo, sin llorar, desafiante. Él fue el último en hablar y todos lo miraban con suma atención, sin juzgar, sin criticar, entendiendo desde la energía que ahora les rodeaba, la del roble, que estaban delante de un proceso de Vida que se estaba expresando con toda la fuerza del rayo en una tormenta.

EL AVELLANO: MAESTRO DE LA HERMANDAD

A veces se discute si es un árbol o un arbusto porque a menudo adopta el porte de un pequeño arbolillo. El avellano (*Corylus avellana*) es originario de Asia Menor y fue importado e introducido en Europa por los griegos a causa de su fruto seco comestible y gustoso. Este árbol dio nombre a la provincia italiana de Avellino situada en la región de la Campania, donde el avellano abunda y se empezó a cultivar ya en el siglo IV a. C. e incluso, actualmente, su cultivo produce un tercio del total de las avellanas en Italia.

A pesar de ser un árbol frutal que se cultiva, éste, como también ocurre con otros árboles, se asilvestró o naturalizó acompañando a los riachuelos de la región mediterránea. Crece libremente sobre todo en media y alta montaña, y prefiere los valles profundos y los lugares sombríos y húmedos. Sin embargo, para que el fruto sea abundante debe estar expuesto al Sol. Vive en todo tipo de suelos, ácidos, yesosos, pedregosos desde casi a nivel del mar hasta los mil quinientos metros de altitud.

El avellano crece echando muchas varas que salen de un mismo pie y, por tanto, le da el aspecto de arbusto y no mide más de cuatro o cinco metros de altura, pero también se conocen ejemplares silvestres de hasta doce metros y con tronco de veinte centímetros de diámetro, razón por la cual se le considera un árbol. Tiene una copa amplia y extendida, protectora y generosa.

Los avellanos con los que trabajamos en la Vall de La Pedra están situados a unos 1.400 metros de altura. El valle no se llama Vall de La Pedra porque sí, pues realmente es un área de terreno pedregoso y, aun así, es fértil y verde, ya que la humedad y el clima de la montaña crean hábitats en los que no faltan otras especies de árboles como los fresnos, los chopos, los robles, los tilos o las encinas. Los avellanos se encuentran en valles y lugares sombríos, pero también toleran las laderas expuestas al Sol si la zona es húmeda.

Antiguamente el avellano se plantaba para crear los setos o las vallas vegetales y, de este modo, delimitar propiedades o proteger los prados del ganado. En muchas zonas de montaña el avellano ha quedado aislado en estas pequeñas parcelas unidas y separadas por las ramas que se doblan y unen para cerrar todo espacio posible por donde se pudiera escapar el ganado. Además, es un árbol con un sistema radicular muy desarrollado que se expande a pocos centímetros del suelo y esto crea unas condiciones idóneas para el drenado del suelo. La presencia del avellano evita, pues, los encharcamientos o acumulaciones de agua en los prados.

El fruto, la avellana, está maduro en septiembre y es hacia principios de este mes cuando se recogen los frutos. La avellana es rica en proteínas, vitamina E, fósforo y calcio. De todos modos, la de los ejemplares silvestres no tiene el sabor de las variedades cultivadas.

Entrar en un bosque silvestre de avellanos es conocer esa otra dimensión de la Naturaleza, conectar con un lugar sagrado, con un **santuario de la Naturaleza** escondido y reservado para aquellos que quieran de verdad entrar con respeto y silencio en él. Un bosque de avellanos te proporciona el sentimiento de entrar en otro tiempo, en un espacio de calma, de energía reparadora y sobre todo una sensación acogedora de bienestar, protección, amor, de haber caminado y encontrar el camino a casa, de vuelta al hogar. Como escribió en su libreta uno de nuestros participantes en los talleres, Pedro, quien tras comunicarse con un avellano no pudo ser más obvio en lo que transmitió: «Cultivad vuestras virtudes y, cuando las sintáis, subidlas como si fuera la savia que vive y se despierta en vuestro cuerpo, dejadlas que exploten como si de fuegos artificiales se tratara y entregadlas al Mundo».

Todos somos Uno

Cuando he dicho que entrar en un bosque de avellanos es como entrar en un templo, en un santuario, no he exagerado. La parte espiritual de cada uno de nosotros intuye que nos acercamos a un ser capaz de abrir esa puerta invisible que nos lleva a conectarnos con el Cielo y la Tierra. Es un Ser que se expresa en forma de fuegos artificiales y nos hace sentir cómo de enamorada está la Tierra del Cielo.

Esperanza es profesora, vino sola desde Burgos y tengo que decir que fue una agradable y tranquila presencia durante un fin de semana en el que hubo más movidas de lo normal…

En su encuentro con los avellanos fue con curiosidad, ya que conocía de su pueblo cómo es un avellano y le costaba entender que de aquel arbolillo conocido pudiera salir algo más que los frutos que saboreaba. Para su sorpresa y alegría, nuestros amados árboles no fallaron, y a su inocencia y entrega le regalaron una oración:

No dejes de creer en ti, no descuides nada de ti.
Respeta tus necesidades y las de los otros.

Luego añadió que mientras permanecía al lado del avellano no dejó de mirarlo con curiosidad. Por primera vez, un árbol que conocía bien le mostraba nuevos aspectos. Según nos confesó: «Los troncos me han recordado que son distintas partes de nosotros y que todos nosotros somos Uno».

Debajo de un avellano se respira el Amor de la Tierra por el Cielo. Una sociedad que se alimentara de esta energía mostraría todas estas cualidades, Amor por el Cielo, por la Tierra, por los demás. Para los celtas es el árbol del conocimiento y de la justicia, pero también de la fecundidad, la inspiración y la abundancia.

En el Templo de la Luz

Tenemos la oportunidad de trabajar precisamente en un bosquecillo de avellanos, que seguramente fueron plantados en tiempos pasados por los habitantes de la Vall de la Pedra. Ahora, al no ser cuidados como árboles frutales, se han asilvestrado y ya libres de dar el servicio al ser humano regalan sus frutos. Estos avellanos se dedican a disfrutar del lugar y a recibir nuestras visitas regalándonos su belleza y colmándonos de bendiciones mágicas.

Desde la casa hasta el bosquecillo de avellanos hay unos veinte minutos andando. Eso da lugar a que por el camino el grupo pueda pasear un rato, riendo, haciendo comentarios sobre el paisaje que les rodea, maravillándose de todo lo que van encontrando a su paso. Aparte de pinos, en el camino hay enebros, cerezos silvestres, algún avellano solitario, espino albar, rosales silvestres…

Nosotros concebimos el lugar donde se encuentran los avellanos como si realmente fuera el diseño de un templo. Llegamos a la entrada por un camino en el que únicamente hay avellanos. A ambos lados del camino se alzan unos preciosos y espectaculares avellanos, silenciosos, respetuosos, acogedores… Uno tiene la impresión de que atraviesa un pasillo en el que en lugar de columnas de mármol están plantados los señoriales avellanos. El camino acaba en un espacio circular, un prado en el que no hay más árboles que esta población de avellanos.

Si es un día de Sol, la luz que filtran sus hojas desprende paz, calma, e invita a quedarse a descansar a los pies de cualquiera de ellos y disfrutar del juego de luz y sombras que nos regalan. Si es un día gris, o lluvioso, nos invita a refugiarnos entre sus ramas, debajo de sus copas y abrazados nos transmiten calor de hogar, de refugio, tenemos la sensación de estar de vuelta a casa.

Como os decía, hasta que llegamos al camino empleamos unos veinte minutos en los que nos gusta que la gente disfrute compartiendo con los compañeros, que rían, hablen, hagan fotos… pero al acercarnos a la entrada del camino nos detenemos. Les pedimos que se sienten y proponemos practicar una pequeña meditación guiada por Joan para conseguir un estado de mayor calma adecuado para recibir toda la información que los avellanos nos puedan ofrecer ya sea como grupo o para cada uno de los participantes. Les recordamos que deben acercarse al árbol al que se sientan atraídos en silencio. Curiosamente, en este lugar la gente conecta con una especie de devoción y emoción que va más allá de nuestra razón.

Por nuestra parte y como hacemos en todos los casos, antes del contacto no avanzamos ni una sola palabra sobre la cualidad del árbol con el que se van a encontrar.

Isabel es una joven de unos treinta años, solitaria, callada, triste. Creo que se sintió más acompañada y querida por los árboles que por los compañeros. Me confió al inicio del taller que tenía un objetivo muy claro relacionado con la perdida de seres queridos y por eso prefirió vivir la experiencia apartada de los demás. Esa determinación le confirió el poder de entregarse totalmente y sin distracciones al trabajo con los árboles que le tocó en ese taller.

En el momento de compartir su experiencia con el avellano fue delicada y sincera. Entre lágrimas, nos contó lo siguiente:

«Me he sentido como si entrara en un templo de Luz etérico, pero en la Naturaleza, sagrado, invisible. Calma, belleza, sensación de un abrazo inmenso, lágrimas de emoción al acercarme… las hojas aterciopeladas, como si fueran alas que me acariciaban, me invitaban a la oración, a comunicarme con la divinidad. Sentía que me pedía, que eliminara las asperezas y la presión con los demás. Lo he trasladado a aspectos de mi vida diaria».

El avellano es la materialización de la hermandad, de esta presencia o comunión de todos compartiendo desde el Amor, transmitiendo sabiduría y dando sabor con sus frutos. Todas las ramas conectadas desde una misma raíz.

La escucha consciente

Ya sea un bosque de avellanos o un solo ejemplar que encontremos en nuestros paseos por la ladera de una montaña o una colina, la cualidad que nos entrega es la misma, es esta dinámica de grupo, de hermandad, de intercambio, pero sin tocarse, respetando el espacio que hay entre los vacíos de la misma manera como lo hacen las varas del avellano que se alzan de un único tocón.

Este árbol concentra su fuerza y su energía en formar la cáscara que protegerá su fruto, la avellana, como si fuera una copa, nos lo entrega compacto, hecho de ternura y flexibilidad para poder llegar al Cielo. Nos enseña a ser más cariñosos, perseverantes e intuitivos, en nuestras relaciones sociales y familiares haciéndonos más generosos y amables. Nos ayuda a conectar con las energías telúricas y a encontrar aguas subterráneas terrestres, sus ramas nos proveen de las varitas mágicas con las que los zahoríes cortando sus varas en forma de «Y» las usaban para buscar agua y objetos.

Alberto en privado nos comentó su dificultad para meditar y dejarse llevar o fluir por la Vida. Es psicólogo y sabía que su hemisferio izquierdo se lo iba a poner difícil, pero tenía la firmeza que deseaba y necesitaba experimentar desde el sentimiento y la emoción. Se dejó acompañar por nosotros sin luchar y después de la meditación guiada se dirigió tranquilamente hacia un avellano.

En el momento de compartir la experiencia, nos comentó su sorpresa; había escogido uno de los que estaban dentro del círculo y se adentró bajo una de las copas. Rodeado por sus ramas se sentó de una manera tan cómoda que sus sensaciones y emociones lo desbordaron:

> «Me he sentido como si estuviera en casa, pero en mi casa de verdad, no sé exactamente qué quiero decir con esto. Sentía que era un espacio seguro, un refugio, un espacio que me arropaba con suavidad, en cuyo interior he sentido esperanza, en el cual pude dejar de sentir miedo a elegir y en el que puedo equivocarme».

Alberto nos expresó que en el regazo del avellano sentía que «puedo aprender a retirarme, que la belleza no es perfección, que es algo que siempre busco, la perfección». En compañía del avellano se encontró rodeado por un sentimiento muy fuerte de necesidad de saber colaborar, de unidad, de confianza, de conectar con la confianza en el futuro y de sentir Amor en mayúscula y de expresar la alegría en común, de ir todos juntos, de sentirse parte del grupo.

La energía del avellano, como la sintió Alberto, nos enseña a escuchar y a ayudar para que cuando alguien está hablando respetemos en silencio nuestro turno, escuchando, con flexibilidad y paciencia y sabiendo seguir el ritmo del otro. El avellano nos transmite la energía de juventud, de la alegría simple, y nos facilita disponer de la actitud adecuada para no complicarse la vida. Este árbol crece muy rápido y siempre ofrece un aspecto de juventud.

EL PLATANERO O PLÁTANO DE SOMBRA: ARQUITECTO DEL COSMOS

*E*ste árbol tan común en los paisajes humanizados, jardines, calles y avenidas, carreteras es en realidad un híbrido entre dos especies de plátano de sombra o platanero, el *Platanus orientalis* y el *Platanus occidentalis* y que en términos botánicos se denomina como *Platanus x hispanica*. El plátano oriental es un árbol nativo originario de la península de los Balcanes que habita en las riberas de los cursos de agua. En cambio, el plátano occidental es originario de la costa atlántica de Norteamérica. El híbrido entre ambos fue introducido en Europa a mediados del siglo XVIII como especie ornamental y destacaba por su densa sombra e impresionante copa, por lo que se plantó en parques y jardines y luego también en las vías urbanas e interurbanas. Es este híbrido el que encontramos en nuestro país y que se conoce tanto como platanero como plátano de sombra, denominación que utilizaremos indistintamente en este apartado.

Este árbol, en su variedad oriental, ya era bien conocido en la vieja Roma y, de hecho, algunos autores sostienen que los plátanos de sombra que se ven cultivados en Europa pertenecen a esta especie a partir de la cual se obtuvo una variedad que fue seleccionada por sus hojas muy amplias de hasta 25 cm, palmeadas y con los márgenes dentados.

Es un árbol de hoja caduca que puede alcanzar la altura de 30 metros, que se alza sobre un tronco erguido y macizo, dividido en gruesas ramas y cuya corteza es muy característica por ser lisa y de la que se desprenden placas que ponen al descubierto la nueva corteza de color gris claro. En la plenitud del verano la hojas palmadas del plátano de sombra crean una agradable y fresca umbría a su alrededor.

Es un árbol que rezuma generosidad, que permite y admite podas drásticas y con paciencia vuelve a recuperar su amplia copa con un imponente esfuerzo de regeneración que facilita que en la primavera siguiente, inmutable ante el daño sufrido, y los muñones de las heridas de las podas, nos ofrezca nuevamente su densa y agradable sombra. Algunos expertos opinan que el plátano de sombra realiza una función similar al aire acondicionado en las redes viarias.

En el otoño sus hojas son esparcidas por doquier en los días ventosos, las cuales tapizan con su típica textura de color amarillento la hierba de los parques y aporta una de las imágenes más típicas de las ciudades europeas. Las calles y los paseos con los plátanos y sus hojas de color oro ornando los huecos que ocupan entre las viviendas los convierte en observadores, testimonios de la nostalgia otoñal que da paso al vacío invernal y que con sus ramas desnudas nos dejan ver los cielos grises o brillantes que caracterizan este momento del año en el que los árboles nos muestran tan sólo su porte físico sin sus espíritus que no volverán hasta la siguiente primavera.

Podemos encontrarlo en toda Europa y frecuentemente en los países nórdicos pero, aunque se trata de un árbol generoso y fuerte y capaz de vivir sobre suelos incluso pobres, casi siempre ha sido plantado y de hecho sus arboledas a penas dejan luz para el crecimiento del estrato herbáceo o arbustivo.

En nuestro país es muy común en espacios verdes urbanos y jardines por lo que es muy habitual ver su corteza blanquecina en la que se ha dibujado con incisiones sobre su madera blanda. Claramente, es un árbol que se ha adaptado a la proximidad de las personas por lo que es admirable la facilidad con la que cicatriza estas heridas, sean frases de amor, de corazones unidos o partidos.

El platanero está presente sobre todo en parques urbanos, paseos y avenidas compartiendo el ruido y la contaminación del aire de las ciudades, y por eso motivo pierde buena parte de sus hojas antes del otoño o acumula tumores en todo su tronco. Es el precio que paga por estar tan cerca del ser humano.

En el Valle de La Pedra no tenemos plataneros por lo que cuando sale elegido este árbol debemos dirigirnos a alguna arboleda de ellos, ya sea en el pueblo cercano, La Coma o en Solsona. Como es habitual son plantaciones, y aunque a primera vista pueda parecernos que todos son iguales, cada uno de ellos es capaz de preservar su carácter, su identidad y su individualidad.

La sombra de la ciudad

El plátano de sombra es un gigante que conoce perfectamente las fuerzas del Universo y sabe utilizarlas. Un árbol cuya grandeza es la de encarnar estas fuerzas y manifestarlas en medio del bullicio metropolitano. Un árbol que más allá de su sombra gustosa nos acaricia con sus vibraciones energéticas destinadas al beneficio humano.

Las vibraciones del plátano de sombra nos llegan a través de la respiración, de los reflejos luminosos que sus hojas dejan traspasar y estimulan nuestras pupilas oculares.

Es difícil imaginar cuán necesarios son en las ciudades y qué agradecidos tenemos que estar por su presencia y especialmente por el beneficio que nos aportan a nivel de intercambio de oxígeno y anhídrido carbónico, algo absolutamente necesario para mantener la calidad del aire de las ciudades. El plátano de sombra es también un estímulo constante para nuestros sentidos, la vista sin duda, cuando los miramos en esas filas que dibujan los límites de la carretera o nos acompañan como columnas vivas mientras caminamos por una calle.

En algunas ciudades la población de plátanos de sombra es impresionante. Así en París hay plantados en sus calles más de cien mil ejemplares y en Barcelona sobrepasan los cincuenta mil. No es, pues, por casualidad que el ser humano escogió a este arquitecto del cosmos para acompañarlo con su porte vital y verdor en su espacio vital.

El platanero es un árbol sensible, un árbol que agradece el contacto sensorial con los seres humanos. Su corteza lisa invita a nuestro tacto a acariciarla y de este modo dejar que nuestras huellas dactilares se compenetren con su piel vegetal y seamos conscientes del alma etérea que alimenta a estos gigantes que han escogido compartir a pie de calle nuestra cotidianidad aun cuando no los veamos. Para éste una simple caricia en su piel es el mejor regalo que podemos ofrecerle, con el cual a modo de guiño le dejamos claro que estamos a su lado…

Basta la intención para agradecer a este coloso su trabajo y dedicación para con nosotros, ya que es uno de los árboles más urbanitas y su implicación con el ser humano es total. No importa que esté plantado en un pueblecito precioso de la montaña o en una ruidosa y contaminada ciudad, su cualidad es la de querer cuidarnos a todos, seamos un centenar o un millón.

En algunos pueblos de la zona mediterránea el platanero preside su centro social ocupando un lugar destacado en la plaza principal ya sea formando un grupo o incluso con un solo ejemplar que crecerá como un gigante que acoge a toda la población.

Le prestemos atención o no, el plátano de sombra derrama sobre cada uno de nosotros la cualidad de protección, de paz, de serenidad, de que a pesar de lo que podamos creer, estamos cuidados y protegidos. De su esencia emana la enseñanza de que es necesario que prevalezca el bien común por encima del bien individual.

Sabemos que las personas que han estado en relación con este árbol después de nuestros talleres cambian su percepción y lo perciben con más conciencia, o aún más, aprecian que sin darse cuenta lo encuentren más sin necesidad de hacer grandes caminatas.

Acoged la invitación de que cuando caminéis por la trama de calles de una gran ciudad llena de humo, coches y ruido, no dejéis de admirar sus esbeltos portes con un guiño de complicidad, dejando claro la evidencia de «¡TE VEO!».

El maná celeste

El plátano de sombra es ante todo la expansión física y protectora de la esencia humana por excelencia. Es como un buen rey dentro de un reino, y que sabe proteger con esmero a sus súbditos. Bajo su sombra nos sentimos en paz, invadidos por su benevolencia, le gusta e intenta, y ésta es su misión, que todo aquel que le rodea esté a gusto, se encuentre bien. Su presencia es la de un ser generoso, que transmite serenidad, que nos conduce para que encontremos nuestro sitio en el espacio que nos acoge. Es un árbol cuyo contacto nos abre los ojos para expresar lo mejor de nuestra humanidad.

Es el abuelo que cuando está sentado a la mesa de una comida familiar observa y está pendiente de que todos se encuentren cómodos y se afana en que así sea. También le encanta que haya más de tres o cuatro generaciones a su alrededor.

A un nivel más sutil, nos transmite las bendiciones del maná celeste, al estar muy bien enraizado, nos ayuda a que también nosotros conectemos con las fuerzas celestes. Por este motivo, cuando ya se ha trabajado con un plátano de sombra y uno ha conseguido empaparse de esa cualidad generosa de querer y saber cuidar a los suyos, entonces junto a su sombra podremos ir a un nivel más profundo, más espiritual, más interno. Para mí, y os animo a ello, adentrarse en este segundo nivel de comunicación es aconsejable no sólo por los beneficios que aporta, sino por las comprensiones impagables que podemos sentir.

Juan, sin saberlo, se comportó de entrada como un auténtico platanero. Compartió grupo en un taller en el que asistían cuatro mujeres, una madre que venía con sus dos hijas, preciosas y maravillosas adolescentes, junto a otra chica joven que venía sola y él. Juan era la tercera vez que participaba en nuestros talleres, así que se erigió en el caballero del grupo, tratando solícitamente a las mujeres y ofreciendo su coche para trasladar el grupo a Solsona. Nosotros ya le conocíamos y sabíamos de su carácter pacífico, amable y educado.

Al llegar al parque, cada uno se fue hacia el árbol escogido y trabajaron los cuarenta y cinco minutos como siempre. Cuando le tocó el turno de compartir su experiencia, Juan nos explicó a todos que estaba separado y que tenía un hijo adolescente de unos diecisiete años al que quería mucho y que vivía con él, cosa que le hacía sentirse muy feliz. También que tenía a sus padres ya mayores a su cuidado y últimamente, enfermos. Su trabajo con el platanero le hizo ver aún más claramente esa actitud de cuidador hacia su hijo y sus padres. Nos dijo que había sentido mucha tristeza, es más, nos expresó que todavía la sentía en el momento de estar hablando con todos nosotros, y que se sentía ahogado por ella.

Conocedora de la exquisita sensibilidad de los plataneros, supe que Juan no había acabado y que necesitaba volver al árbol, que aún había información para él. Así que nos quedamos tranquilamente sentados esperando a que se acercara de nuevo a su árbol y regresara cuando se sintiera pleno. Los cuarenta y cinco minutos habían sido poco para él y necesitaba acabar su conversación, su encuentro con el Arquitecto del Cosmos. Pasaron unos cuantos minutos, en los que todo el grupo supo aguardar con respeto y silencio ante el proceso de un compañero.

Cuando volvió nos colmó con su revelación:

«Apenas entré nuevamente en contacto con el árbol, sentí una energía de cariño que me abrazaba y se apoderaba de todo mi cuerpo, de manera que me empujaba a acercarme más a él y abrazarlo, abrazarlo como si no lo hubiera hecho nunca. Sentí mi abrazo hacia él y su abrazo hacia mí y entonces lloré como hacía tiempo que no lo hacía. He sentido como si me hablaran al oído:

—Tú cuidas, y cuidas... y a ti ¿quién te cuida?, y tú ¿de qué te alimentas? No pienses que sufriendo mejoras, el Amor y la Paz son las energías que nos sanan y el alma se cura en compañía, hablando y compartiendo...».

En esta experiencia se puede ver claramente cómo el trabajo continuado con los árboles nos abre las percepciones y nos facilita poder profundizar más y más en nosotros. Juan se estaba demostrando a sí mismo su capacidad de silencio y entrega y, de esta manera, lo que se puede recibir y que anteriormente hemos denominado «maná celeste», informaciones que sólo son para la esencia de uno mismo.

Los habitantes del bosque llaman a esa fuerza protectora, invisible que nos cuida, nos ayuda y nos infunde valor Madre Divina. Los árboles son la manifestación de su poder sanador y nosotros hemos sido los privilegiados testigos de cómo bajo de un árbol se muestra la expresión de ese maternal Amor.

Benditos los humildes e inocentes

Teresa es una mujer de unos sesenta y pico años, vino ella sola en su coche. Maestra de escuela y físicamente menuda, de aspecto sencillo, discreta. Nos comentó que era soltera y que no tenía hijos, que era feliz con su trabajo de maestra de escuela y que en ese taller no tenía más deseo que el de pasar un fin de semana en compañía de adultos y la Naturaleza.

Aquel fin de semana sólo había tres compañeros más, dos chicos jóvenes, amigos de la universidad y un hombre de unos cuarenta años. Los cuatro compartían la misma energía tranquila, abierta a conocer y entregarse a la experiencia. Y les tocó de tercer árbol el platanero, que fue el que cerró con su cualidad, las comprensiones del trabajo de cada uno. Habitualmente, en estas experiencias el tercer árbol es el que ayuda a entender las tres cualidades juntas y constituye una evidencia que muestra el camino para la resolución del objetivo con el que llegan los participantes. En esa ocasión, como he dicho, era el platanero.

En el primero y segundo árbol, Teresa se dejó querer. Tuvo sus dificultades para adentrarse en la comunicación con ellos y aunque le costó y aparentemente decía que no sentía o no compartía grandes comprensiones, ella era como una hormiguita, tranquila y perseverante, paciente y entregada en cada ocasión vivida.

Finalmente, llegó el domingo y fuimos a buscar los plataneros. Los primeros en compartir su experiencia fueron los chicos. Estaban contentos y se mostraron todos efusivos por lo vivido, pues habían creado un ambiente exultante que parecía que no podía superarse. Entonces le tocó el turno a Teresa. Había permanecido atenta durante la ronda, con los ojos fijos más allá del perfil humano de cada uno de los participantes. En su aura se percibía la bendición que había recibido. Recuerdo todavía con la simplicidad con la que abrió su libreta y nos miró con la humildad del sencillo diciéndonos que le daba algo de vergüenza porque había escrito mucho. Y sin embargo, sin esperar nuestra repuesta, empezó a leer:

«Cada uno es útil en el lugar que ocupa.

Crees que eres el director de tu destino y es verdad, pero sólo en cierta medida...

Llénate de habilidades para satisfacer las demandas del Universo.

Acepta eliminar los viejos prejuicios, miedos, ideas fijas, todo aquello que cristaliza tu pensamiento y endurece tu espíritu. Entonces podrás dar calor y abundancia.

Mi presencia da coraje, ayuda a entender las relaciones filiales y familiares, pero has de estar bien conectada para no forzar al otro a estar bien sólo porque creas que es lo mejor...».

Con una naturalidad casi sobrenatural terminó:

«—Esto es lo que he entendido o he sentido que me decía el árbol, ah, y también he visto imágenes de familias comiendo alrededor de un platanero inmenso… y ya está».

Dejadme que sentencie que la de Teresa fue una de esas experiencias en las que te brota del alma con fuerza las palabras: «Benditos los humildes e inocentes…».

EL CHOPO: MAESTRO DE LA VERTICALIDAD, CONEXIÓN CON EL CIELO

*E*n nuestro país tenemos tres especies de álamo, el álamo negro (*Populus nigra*), el álamo blanco (*Populus alba*) y el álamo temblón (*Populus tremula*), y todos ellos pertenecen a la familia Salicáceas. Los tres son árboles robustos que pueden alcanzar entre 15 y 30 metros de altura. Cada uno de ellos ocupa un lugar diferente en los paisajes vegetales de nuestro país.

La denominación de chopo se utiliza como sinónimo de la del álamo negro. En este libro lo llamaremos chopo, para distinguirlo mejor del álamo temblón. El álamo negro o chopo ha sido la base para crear numerosos híbridos que los expertos señalan como (*Populus x canadiensis*) así como de la selección de variedades específicas, como es el caso del llamado chopo lombardo de copa columnar (*Populus nigra var. italica*) y otras variedades menos estilizadas, pero igualmente piramidales creadas a partir del cruce con la especie norteamericana, el álamo de Carolina (*Populus deltoides*).

El chopo o álamo negro ha dado lugar a la especie ornamental que siempre se denomina como chopo y de la cual se han producido numerosos clones gracias a una ciencia de tipo genético, la populicultura. Todo esto viene a cuento porque el chopo es un árbol de crecimiento rápido y ha sido muy valorado por su rentable aprovechamiento de su madera blanda tanto para embalajes, carpintería como para producción de pulpa de papel y, como decíamos, se planta como cualquier otro cultivo y se cortan a los 15 o 20 años.

En muchas zonas de montaña, pero también en zonas llanas de viento, el chopo se planta para proteger los campos de este elemento. Sin embargo, a los chopos les gusta tener las raíces cerca del agua, sobre todo a orillas de torrentes, ríos, canales o lagos. Evidentemente, es un árbol cuya imagen es realmente pintoresca. En otoño, el color amarilláceo de sus hojas crea verdaderas obras de arte en los paisajes de montaña.

El chopo es de hoja caduca, y produce flores de un solo sexo, las hay masculinas y femeninas y se producen en pies de plantas diferentes. Las flores femeninas fecundadas dan lugar a dos valvas que se abren y liberan numerosas semillas, cada una con un penacho de pelos blancos. En un día de viento suave, cuando entre mediados de abril y principios de mayo maduran, las semillas son arrastradas por el aire y se esparcen por toda la chopera. Llegan a ser tantos estos penachos plumosos blancos revoloteando por doquier que pueden llegar a tapizar el suelo de forma que parece que ha nevado.

El chopo se considera un árbol lleno de Vida y que disfruta del paso de las estaciones:

En la primavera perfuma el amanecer con la luz verde de sus hojas,
en verano nieva su polen,
en el otoño, amarillo o anaranjado, se incendia con los últimos rayos de Sol.
Y sus frutos los veréis en las noches de invierno, entre sus desnudas ramas:
son las estrellas.

Un árbol que nos invita a subir hacia arriba, ver el mundo y las cosas que nos suceden desde otra perspectiva. Por este motivo, el chopo nos habla de nuestra identidad y de que necesitamos subir al encuentro de la Luz, ya que nos ayuda a tomar conciencia de que nuestra identidad proviene del Cielo. Nos recuerda que nosotros somos Hijos de las Estrellas, del Padre Cielo.

Nos invita a aceptar el cambio, a subir, a crecer, a movernos, a abrir el corazón para ir a buscar la Luz e integrarla. Podría decirse que es el árbol que más nos habla de nuestra espiritualidad.

Para todo aquel que esté buscando el equilibrio, el chopo ayuda con su imagen estilizada a buscar nuestra verticalidad y, de esta manera, encontrar la Luz que nos falta. Sus ramas están dispuestas de tal forma que acompañan al tronco en su camino ascendente. Sólo se mueven las hojas, unas hojas en forma de corazón o romboidal que al sentir la más pequeña ráfaga de viento se dejan mecer por ella con su inconfundible murmullo. Éstas cantan y bailan al son de la música de las Esferas, y con sus antenas atraen la Luz y la música hacia nosotros, nos la entregan y nos enseñan que donde encontramos la Luz es en el Corazón. El chopo nos abre el corazón para que la Luz que recibimos a diario pueda llenarlo.

En nuestros talleres, la mayoría de las veces que se ha trabajado con el chopo ha habido uno de los participantes que al compartir la experiencia nos ha dicho que ha necesitado estirarse y colocar la planta de los pies en el tronco, como si éste fuera el suelo y pudiera caminar por encima de él hacia las nubes. Otros comentan que se han sentido como si estuvieran en un ascensor, en un cohete, o que han sido propulsados como una llama de fuego elevándose hacia el Cielo. También, la mayoría de las veces uno o todos los participantes han acabado cantando, o tatareando una música o han sentido la necesidad de cantar.

Después del contacto con él, al compartir lo vivido, no hay muchas palabras entre los participantes y lo más corriente es que argumenten que les duele la cabeza, ya que intentan interpretar lo que han sentido, lo cual no es nada fácil. La necesidad imperiosa de elevarse, de abandonar la forma, de estirarse y colocar los pies en el tronco y mirar hacia arriba, de cantar o de bailar, no es amiga de grandes parrafadas; aun así, os explicaré los que fueron algunos de los ejemplares más habladores.

Volver a la Tierra

El chopo es un árbol indicado para la mente occidental debido a nuestro exceso de mente y razón y el escaso sentido de la espiritualidad. Para muchas personas, cuando fuimos pequeñas, vivimos experiencias que rompen este contacto. Así que crecemos en conocimiento, pero se nos ha cortado la comunicación directa con el Cielo, con la información que éste nos envía destinada a los seres humanos.

Debido a esta ruptura algunas personas llegamos a creer que no tenemos derecho a contactar con esta parte espiritual inseparable que nos acompaña como seres vivos, e incluso puede que lleguemos a pensar que no nos la merecemos. Sin embargo, es evidente que lo espiritual también nos nutre y por eso muchos sufrimos sin saber por qué.

Es el Cielo el que nos ayuda a estar confortables en la Tierra. El camino es de la Tierra hacia el Cielo, si no tenemos relación con el Cielo, no alimentamos esa parte divina que hay en nuestro interior. El contacto se produce gracias a la energía del Corazón, el movimiento es de abajo hacia arriba: mirar hacia el Cielo.

El chopo nos recuerda nuestra condición de nexo de unión entre el Cielo y la Tierra. Nos muestra nuestra parte celeste, la que es capaz de crear un fuerte vínculo con la Tierra y el Cielo, la que nos permite encontrar la verticalidad en la columna vertebral gracias a la cual hallamos la alegría de vivir y estar aquí, en la Tierra. Este árbol siempre cercano al agua nos muestra la fuente de la alegría y la seguridad interior, nuestro origen celeste, la música de las esferas. Recuerdo haber leído que los grandes músicos (Bach, Mozart) dejaron constancia escrita de cómo sentían que recibían la inspiración musical para sus partituras más allá de esta Tierra. Puedo imaginar que debían de conectar con esta Música de las Esferas.

Recuerdo perfectamente a Blanca, una joven de unos treinta y tantos. Ella es terapeuta, mujer de pocas palabras que vino sola, y se relacionó amistosamente con el grupo de forma tranquila.

El chopo fue el tercer árbol, ya el domingo por la mañana. Después de un trabajo profundo con los dos árboles anteriores, Blanca compartió con todos nosotros sus inquietudes espirituales y nos mostró amorosa y silenciosamente su compromiso con la Naturaleza, con las personas y con ese mundo invisible en el que ella cree firmemente. Al volver del chopo, esto es lo que nos compartió:

—Me he abrazado a él, de pie y al cerrar los ojos me ha dicho algo que llevo sintiendo toda la Vida: mi objetivo es estar aquí en la Tierra, aprender todo lo que pueda y tener raíces poco profundas, porque ¿para qué tenerlas más profundas… ¡si ya nos vamos! ¿Nooo?

Nosotros entendimos que para ella la conclusión fue que alimentaba tanto esa parte espiritual que se dio cuenta de que su vida en soledad no era sino una negación a vivir en la Tierra. Su contacto con el chopo la inundó con una desbordante intensidad de la necesidad y el anhelo de volver al hogar, al lugar que ella intuía que se encontraba más allá de este espacio físico terrestre.

Precisamente, Blanca encarnaba la cualidad del chopo, una absoluta devoción por la Divinidad que alimentaba con sus meditaciones y sus prácticas espirituales, y gracias al trabajo con los dos árboles anteriores cambió su perspectiva y reconoció su falta de interés por la vida social o el hecho de formar pareja o una familia.

Otra característica del chopo es su poder para movilizar toxinas, flexibilizar las articulaciones duras, hasta desbloquear cicatrices que no están bien curadas.

Lanzados al espacio en un cohete

Profundizando en el trabajo con el chopo, meditando con él y ser constantes y determinantes, nos puede llevar a experiencias más allá de este plano, de este momento. Al aceptar su invitación sin miedo a elevarnos, podemos por fin, libres de la densidad del cuerpo físico, dejar que el espíritu se mueva libremente ascendiendo, elevándose en la magnificencia del Cielo sin límites, de hecho, los límites los ponemos nosotros. El cultivar el trabajo, el amor hacia estos Seres, la perseverancia, el demostrar nuestro compromiso nos da como resultado experiencias de contacto con nuestro Ser e impregnarnos de esa paz, de esa calma que sana el corazón y de saber que se nos están transfiriendo conocimientos que nos hacen comprender que el espíritu posee infinitos caminos para expresar el Amor y cómo el Amor cuando es sabiduría se convierte en gratitud y en entrega:

No creas lo que tus ojos ven, pues sólo muestran lo que debido a tus limitaciones esperas ver. Mira con tu espíritu y descubrirás aquello que ya conoces: el camino de vuelta a casa, al hogar.

Después de una experiencia profunda con un árbol en general y con el chopo en particular, se percibe, con emoción e intensidad, lo que tantas veces hemos leído o nos han dicho: que nada hay separado ni distinto, que todos somos Uno.

Fernando fue uno de los participantes en el inicio de los primeros talleres. Entonces era un joven de unos dieciocho o diecinueve años, y vino con un grupo de amigos como él. Nos comentó que no había acabado los estudios, que trabajaba de lo que le salía, en fin, que era un espíritu libre e independiente.

El objetivo que se marcaron fue el de vivir una experiencia en la montaña. Les empujaba la curiosidad propia de la juventud, la pasión por saber y conocer más cosas del mundo que les rodeaba y saber algo más de estas cosas «raras» que se explican.

Podría asegurar que el chopo normalmente es el tercer árbol que sale en la tríada para trabajar y creo que no es por casualidad. Primeramente, suelen salir árboles que dan a los participantes tierra, raíces, seguridad para que si el trabajo con la energía del siguiente árbol es potente se sientan seguros en sí mismos. Os recuerdo que cuando testo los árboles que pueden ser útiles al grupo, después igualmente testo el orden con el cual los trabajaremos. En este grupo, también fue así.

El sábado habían ya experimentado y contactado con los dos árboles que les tocó, también se les había realizado la lectura de Rueda Maya. Al terminar el sábado después de la cena vino la sobremesa con risas nos hicieron mil preguntas, cantaron junto a la chimenea y finalmente se durmieron como los jóvenes suelen hacer, ¡como troncos!

Los chopos a los que nos dirigimos a trabajar están a unos veinte minutos andando desde La Masía y siguiendo un hermoso camino cuesta arriba y pedregoso, muy pedregoso. El camino nos lleva hacia un valle donde junto a un arroyo hay tres enormes y altísimos chopos, de los que te enamoras a medida que te vas acercando, pues ya se divisan de lejos. Hay otros dos más escondidos, situados en una pendiente y otro, solitario, a cual más cautivador.

Pues bien, Fernando eligió el solitario y sus compañeros se fueron hacia los otros cuatro. Cuando Joan los llamó con su característico silbido, llegaron todos menos él. Esperamos un poco hasta que al cabo de unos cinco minutos regresó corriendo.

Ya he advertido que todo el camino hasta llegar a los chopos es extremadamente pedregoso. Fernando caminaba descalzo, extasiado por la belleza del lugar, disfrutando como un niño, alabando todo lo que encontraba por el camino y sobre todo feliz, feliz por sentirse libre. Cuando vimos que caminaba descalzo, todos, incluida yo, hicimos lo mismo… ¡aunque a los tres pasos nos volvimos a calzar!

Como os decía, pasaron cinco minutos y vino corriendo, riendo y gritando a la vez, contento y asustado al mismo tiempo y sin esperar su turno empezó todo exaltado a compartir su experiencia.

Con todo tipo de exclamaciones y adjetivos, nos describió que al llegar al árbol y abrazarlo, al cerrar los ojos, se sintió inmediatamente impulsado hacia arriba, como si hubiera subido a un cohete, o un ascensor estratosférico. Sus palabras fueron elocuentes:

—*Me ha sacado volando, he estado volando, he visto el valle, los árboles, las montañas, hasta la casa, pero cuando me ha parecido que aún subía hacia más arriba, me he asustado y ya he querido bajar.*

Todo esto nos lo explicaba con aspavientos de brazos y manos, permanecía de pie, moviéndose y con las exclamaciones pertinentes que os podéis imaginar y que no voy a transcribir ahora. Mientras, los demás lo mirábamos con la boca abierta con una mezcla de alegría, risa y admiración.

La experiencia de Fernando nos confirmó que la confianza que depositamos en estos grandes Maestros no es en vano.

Una experiencia similar fue la de Diana, una joven que vino con tres amigas suyas a un taller que por decirlo de forma simple se había desarrollado más bien pobre en informaciones y comprensiones para las participantes.

Sin embargo, una vez más el chopo fue el tercer árbol del taller. Las compañeras compartieron sus vivencias; una de ellas manifestó que se había dormido, otra estuvo cantando y la otra dibujó el valle con los tres chopos.

Estaban contentas y dicharacheras. Diana dijo que también se había dormido y nada más.

Creo tener la cualidad de ser observadora y saber escuchar, o simplemente que el hecho de ser madre me ha agudizado el sentido de captar los silencios que no son sino un grito mudo para que insistas y preguntes. Así lo hicimos, en un momento dado, la llamamos aparte y le preguntamos si estaba bien y, entonces, con una expresión de alivio en su cara nos dijo que no, que para nada…

La invitamos a que nos expresara en la intimidad lo que realmente le había sucedido y fue entonces cuando Diana permitió que sus ojos liberaran las lágrimas que estaba reprimiendo y con vergüenza, nos dijo:

—*Es que he salido volando. Ha sido abrazarme al árbol y cerrar los ojos. He sentido que con su abrazo el árbol y yo salíamos volando hacia el espacio. Me sentía segura y feliz, percibía el abrazo del árbol. Me he visto volando por encima del valle, de los árboles, he visto vuestra casa… ha sido una pasada… y, cuando he regresado y he abierto los ojos, me he puesto a llorar. Me daba vergüenza explicar lo que me había ocurrido porque no quería que mis amigas se rieran de mi o que no se lo creyeran.*

Una vez más fuimos testigos de cómo personas inocentes, alegres, sin límites eran bendecidas con el regalo de una experiencia única y que guardarán en su intimidad para siempre, más allá de las palabras.

EL ÁLAMO TEMBLÓN:
MAESTRO DEL CONTACTO CON EL CIELO

*E*l álamo temblón o temblón es un árbol refrescante que crece en las hondonadas húmedas de la montaña cuya sombra mantiene el aire fresco en el interior de sus bosques. Este árbol pertenece al género *Populus*, pero como indica el nombre latino que le identifica como especie propia *Tremula* se caracteriza por el susurro de sus hojas movidas por el viento. El álamo temblón (*Populus tremula*), aunque pertenece al mismo género que el chopo (*Populus nigra*), tiene una energía particular, una personalidad propia.

El álamo temblón se incluye también a la familia de las Salicáceas, crece deprisa, su madera se deteriora con rapidez y no es una especie muy longeva; su edad oscila entre los cincuenta y cien años como máximo. Forma bosquecillos o arboledas aprovechando sitios que han quedado abiertos a la luz, con pocos nutrientes y que se denominan tembledas.

Las hojas de los chopos y los temblones en general se mueven con el menor soplo de brisa, y las del álamo temblón lo hacen de una forma exquisita, basta una pizca de aire para que ondulen emitiendo un suave murmullo continuo, casi como una melodía que acompaña y caracteriza a las tembledas. Es un árbol que parece que incluso sin brisa tiembla como si él mismo fuera capaz de producir la brisa inexistente.

El temblón es de follaje caduco y en el otoño se tiñe cual paleta de colores entre el rojo y el color amarillo brillante y, por tanto, las tembledas destacan claramente en los bosques donde se ubican, por lo general, de robles o pinos, con los cuales se mezcla.

Cuando se inicia el otoño, el verde de las hojas del temblón se va diluyendo y aparece una amplia gama de amarillos, ocres, rojos y violetas, lo que le confiere una gran vistosidad a sus arboledas. Cuando suelta sus hojas sobre la alfombra boscosa, el álamo temblón nos deja en el suelo un cuadro pictórico de estilo puntillista con mil matices entre el verde, el amarillo y el morado.

Se identifica fácilmente por sus hojas simples, redondeadas y más o menos son del mismo color en las dos caras, normalmente sin pelusa en la inferior. El peciolo rabillo de las hojas es ancho y aplanado, lo cual hace que las hojas se muevan con la brisa más leve. Es la especie más pequeña del género *Populus* ya que alcanza apenas unos veinte metros de altura y tampoco tiene una vida centenaria.

Las flores masculinas y femeninas están separadas y crecen en colgantes (amentos), con largos pedúnculos. Los frutos son cápsulas que se abren al madurar y liberan las semillas envueltas en un tejido algodonoso como el resto de los álamos ya que éstas se dispersan con el viento. El temblón suelta esta pelusa hacia mitad de la primavera y algodoniza todo el bosque. En España por lo común se reproduce de manera asexual.

Puede ser considerado como el álamo de montaña ya que raramente lo encontramos a menos de seiscientos metros de altitud. Se considera una de las especies más extendidas en el planeta, pues crece en toda Europa y Asia septentrional desde las zonas altas de Argelia y la península ibérica hasta Islandia y Escandinavia y a través de toda Siberia hasta la península de Kamchatka, norte de Japón y zonas de montaña subtropical de clima monzónico de China, como las de las cuencas de los ríos Yangtsé y Mekong.

En la península ibérica su área natural de localización se limita fundamentalmente a los valles pirenaicos y de la cordillera Cantábrica. Luego, en la mitad meridional, tanto en el sistema central como el sistema ibérico, su presencia es más bien testimonial. La población más al sur de esta especie se encuentra en la Sierra de Baza (Granada).

El álamo temblón está muy enraizado en la tradición celta y su nombre significaba «el que evita la muerte» puesto que según ésta, cuando sopla el viento, se oyen las voces del mundo de los espíritus. Su madera era utilizada en la fabricación de escudos bélicos puesto que consideraban que les protegían de la muerte además de que sus vibraciones transmitían valentía y audacia.

Lavado emocional exprés

La dinámica del temblón es la propia de un árbol que vive al lado de los ríos, toma agua del subsuelo y la impulsa hacia el Cielo limpiando así su entorno, aunque desde la perspectiva humana el atributo que caracteriza al álamo temblón es la ayuda a la limpieza tanto corporal como emocional. En este sentido actúa sobre los pulmones u otros órganos, pero los que trabaja más intensamente son los intestinos.

En el intestino grueso se produce la asimilación final de los alimentos que ingerimos tras ser digeridos en el estómago y refinados previamente en el intestino delgado. Para impulsar esta masa residual se precisa de agua. Cuando ese proceso no se realiza de una manera fluida, puede darse una oclusión intestinal. Ésta recibe diferentes denominaciones: colon irritable, diverticulitis, estreñimiento, cáncer de colon, hemorroides, etc. Sin embargo, estas afecciones no son más que los síntomas de una realidad más profunda relacionada con las emociones.

Las emociones son formas de energía que en un estado de buena salud fluyen como si tan sólo atravesaran nuestro organismo sin más. Sin embargo, sin una plena presencia vital, las emociones en lugar de fluir rozan y podríamos visualizar que sobrecalientan nuestra máquina corporal. Esto provoca que se aferren y se enquisten en diferentes partes del cuerpo. En este caso, diríamos que nuestros circuitos energéticos son cortocircuitados.

Así pues, cuando una emoción es demasiado fuerte nos bloqueamos, lo cual lo expresamos en el lenguaje popular como que no la sabemos digerir, entender, o soltarlo, y el desenlace es que esa energía se bloquea y se cristaliza en alguna parte concreta de nuestro cuerpo. La no asimilación de las emociones, su cristalización constante es la causa principal de que enfermemos.

Para ser más exactos las secuelas no son tanto de la emoción en concreto sino más bien del hecho de no permitirnos que esta energía pueda crear. Y no le permitimos que pueda crear, porque la polaridad de esa emoción no está limpia y no tenemos la capacidad de asimilarla o comprenderla. Por ejemplo, cuando una persona siente emoción de miedo es porque ha perdido la confianza. Si uno siente emoción de tristeza, le falta alegría, si le prende el orgullo, su polaridad sería la humildad, la rabia o la ira, implica la falta de paz. Por tanto, un buen ejercicio consiste en buscar las polaridades a lo que uno siente a lo largo del día.

No podríamos ver la luz si no existiera la oscuridad y entre ambas no debe haber apegos ni por una ni por otra, debemos permitir que ambas se expresen de forma fluida y así no dejan cargas en nuestro cuerpo. Esto lo ilustró muy bien Eckhart Tolle en la metáfora de los dos patos que están nadando en un estanque y de pronto se pelean por un pedazo de alimento que ambos han visto al mismo tiempo y uno lo ha cogido antes. Tras una pequeña refriega, ambos vuelven a la normalidad y al momento se han olvidado del conflicto. En cambio, en los seres humanos después de una refriega nuestra mente sigue anclada en el conflicto a veces por años.

El álamo temblón trabaja principalmente sobre los intestinos y las vísceras, aflojando estas zonas y permitiendo limpiarlas de los desechos acumulados y de las viejas emociones que permanecen adheridas a estas zonas. Su acción, pues, favorece la absorción de nutrientes y experiencias positivas. Propicia la transformación del fuego interior acumulado en el intestino, que es el encargado no sólo de digerir los alimentos, sino también de incinerar las emociones antiguas cristalizadas. En este sentido, este árbol nos ayuda a limpiar experiencias muy antiguas y profundamente escondidas, incluso permite que afloren temas tan sumergidos en nuestro inconsciente que puedan tener su origen en nuestra fase embrionaria.

Para esta limpieza profunda necesitamos del agua y de la Luz. En una ocasión, una de las chicas participantes se refirió, tras la experiencia que había sentido con el álamo temblón, como «un chorro de Luz lechoso que me limpió, arrastrando impurezas hasta que salían transparentes. ¡Una lavativa de Luz!».

El temblón pone el elemento Agua y la Luz a nuestro servicio para saber lo que podemos o debemos guardar y lo que necesitamos desprendernos y eliminar. En definitiva, este árbol nos ayuda a saber soltar, a desapegarnos de lo que ya no necesitamos para tener una existencia plena. Igual que hacen sus hojas, que acogen toda la Luz del Cielo, nuestros intestinos también lo recogen todo. El temblón suelta sus hojas cada otoño y además lo hace con un espectáculo multicolor. Del mismo modo procede con nuestras vísceras.

Recuerdo una pareja entrañable, de unos sesenta años, una pareja de esas que tras tantos años de convivencia, cuando uno se relaciona con ellos parecen más uno que dos. El hombre, Luis, era muy parlanchín, y enseguida nos habló de sus múltiples encuentros con todo tipo de experiencias espirituales. Hablaba con una energía arrolladora y aceptada aparentemente por su mujer, Soledad. Ella de porte más bien menuda, era silenciosa pero observadora. En sus labios esbozaba una sonrisa permanente y sorprendía siempre con la palabra amable más idónea para el momento.

Recuerdo perfectamente que en los encuentros con cada árbol, Soledad era la última en hablar. En su mirada estaba escrita la humildad de quien creía que lo que ella pudiera decir no tenía la mayor importancia y, sin embargo, sin ella pretenderlo, conseguía que en las experiencias que compartió con todos nosotros la escucháramos con un silencio lleno de admiración y agradecimiento.

En aquel taller el álamo temblón tocó el tercero y como solemos hacer, acompañamos al grupo al torrente donde se ubican. Soledad se colocó a mi lado mientras nos dirigíamos al lugar. Me habló de su trabajo como enfermera en un centro de asistencia primaria. Me confesó que le costaba gestionar las emociones de dolor, desengaño, tristeza pero también las emociones sencillas de alegría, de buena salud, de amor por su familia. Me explicó que su vida era un constante ir y venir de un extremo a otro, de cómo pasaba de la alegría al llanto, de la compasión al enfado, de la creencia en un ser superior a la desesperación mundana. A pesar de tener ya dos hijos adultos se sentía dependiente de ellos; no podía prescindir de las atenciones que éstos le ofrecían en su día a día, fuera bueno o no, sólo así podía mantenerse en equilibrio.

En aquel fin de semana, Soledad como en muchas otras ocasiones tan sólo acompañaba a su marido, siempre deseoso de vivir todo tipo de experiencias nuevas con estados alterados de conciencia, de seminarios esotéricos, etc. Me reconoció que a veces sentía miedo ante los retos que se imponía su marido, pero Soledad permanecía a su lado. En esta ocasión se sentía más tranquila porque para ella se trataba solamente de un taller en la Naturaleza y, bien, «¿Qué podía pasar…?».

En algo tenía razón, el contacto, la comunicación con los árboles siempre es positiva y éstos regalan a los seres humanos experiencias que nos llenan de gozo, aun cuando nos sacudan emocionalmente en un primer momento. A lo largo de estas páginas, los testimonios relatados dan prueba de ello.

Soledad desconocía el atributo del álamo temblón cuando se fue a trabajar con él, pero sin saberlo, ya tenía la mitad del trabajo hecho dado que era capaz de identificar con facilidad las emociones que la bloqueaban y cuáles eran las polaridades que la llevaban de un extremo a otro.

Así que cuando llegó al temblón, ella se entregó, dejó que este peculiar álamo que susurra al viento la inundara con su Luz; dejó que la energía del temblón la llenara de agua fresca y limpia, permitió que se deshicieran los nudos de dolor que sentía en su espalda, en su bajo vientre. Mientras permanecía a su lado recordó un aborto que había tenido en su juventud y del cual aún se sentía culpable, a continuación lloró por los difíciles embarazos de los dos hijos que tuvo después.

Esta experiencia con el álamo temblón le permitió destapar el origen de la dependencia emocional con sus dos hijos, la cual no era buena ni para ella ni para ellos. Reconoció que su interior estaba lleno de juicio y de culpa por aquel hecho del pasado lejano.

Con la dulzura de quien flota sobre aguas tranquilas nos relataba que se sentía en un espacio oscuro en el que daba vueltas y vueltas a los reproches. Su relato sincero estaba creando un clima de compasión grupal. Curiosamente, en ese momento casi clímax de su experiencia, sin alterar un ápice su ternura, Soledad se puso a reír al comentar que como si de una diarrea se tratara lo había soltado todo añadiendo que sentía que el árbol, o quien fuera, le decía que nadie debía juzgarla ni condenarla y que, en todo caso, ella era la más cruel juez de sí misma. Con contundencia sentenció: «Es hora de dejar de ser la peor juez de mí misma!».

Finalmente, también nos explicó entre un emocionado llanto, que envidiaba la devoción que su marido tenía por los temas espirituales y esotéricos. Soledad sentía que no merecía ni paz ni reconocimiento por parte de lo divino, o fuera lo que fuera que sobrepasa nuestro cuerpo físico.

Después de su relato, impresionados como estábamos todos, di la explicación acerca de la cualidad del temblón y percibí que ella casi no prestaba atención. Estaba exhausta y desbordada por la experiencia, todo aquello había sido demasiado para ella, según reconoció.

Sus compañeros volvieron a la segunda vuelta con el temblón, le preguntamos a Soledad si quería volver a la casa y nos contestó que no, que ahora que sabía quién era su amigo quería seguir hasta el final. El álamo temblón en esta segunda ocasión fue amoroso y cuidó de nuestra exhausta compañera. Según nos comentó, se quedó dormida a sus pies.

El susurro incesante del temblón cuando nos ponemos a su disposición nos transporta a lugares de calma y de música escrita con los rayos del Sol. Pero en aquel momento, Soledad, tan sólo flotaba abrazada al gozo de una dulce y gratificante siesta.

En la mayoría de las experiencias con el álamo temblón, las palabras más presentes tras visitarlo han sido «soltar, aflojar, entregar, perdonar para avanzar…». y el resultado final era que quienes realmente entendían el significado de «soltarse», «entregarse» o «perdonar», se quedaban dormidos. La mayoría reconocía que entraban en un sopor de calma y abrazo único. Un buen amigo nuestro de las tierras del Ebro nos confesó sin ambages que directamente se había acurrucado al lado del árbol y al instante se había quedado totalmente dormido:

—*¡Os puedo asegurar que en mi tierra las mejores siestas se hacen bajo un álamo temblón!*

También es cierto que en más de una ocasión algunas mujeres que han contactado con el álamo temblón se han sorprendido por la bajada inesperada de la menstruación, de la escucha del recuerdo de un embarazo perdido o bien han percibido el latir del corazón conectado con los ovarios y el útero.

En algunas mujeres ha habido muchas lágrimas de perdón y reconciliación de temas aparentemente trabajados o también olvidados relacionados con los embarazos perdidos, la maternidad frustrada y el poder honrar a la propia madre. El álamo temblón los sella y los entrega a la Luz.

Como es arriba es abajo, así que de la misma forma que el planeta Tierra se nutre de la luz, nuestros órganos internos, intestinos, ovarios, testículos también necesitan de la luz. Precisamente, el ansia de comer de forma desmesurada o el ayuno tienen que ver con la carencia emocional y con la necesidad de llenar ese espacio vacío que se intuye. Sea como sea, la realidad es que ambos extremos nos apartan del equilibrio.

El álamo temblón nos ayuda a detenernos, a identificar qué energía no está limpia, y cuál necesita la persona comprender. Es como una puerta de acceso entre el espíritu y la materia, y activa nuestro canal energético para que éste permanezca libre de obstáculos, ya sea por causa del alimento físico o el alimento emocional no bien digerido y que se retiene en los intestinos, enquistado o cristalizando las emociones.

Para limpiar físicamente el interior de los intestinos recurrimos a las purgas y las lavativas. Hoy en día todos sabemos de la importancia de la salud de esta parte de nuestro organismo. Algunos autores señalan que en los intestinos hay un segundo cerebro.

En más de una ocasión, nuestros queridos participantes nos han confesado en voz baja y fuera del grupo que, al rato de estar junto al álamo temblón, les ha entrado unas ganas irreprimibles de ir de vientre y tuvieron que salir a toda prisa para hacerlo. Por suerte, este tipo de situaciones no afectan a todo el grupo, de otro modo no puedo ni imaginarme el pitorreo al saber que todos han salido corriendo por este motivo.

En definitiva, el temblón nos enseña el movimiento del fluir constante, de facilitar que ninguna experiencia vital se enquiste en nuestro cuerpo físico. Este árbol nos permite reconectarnos, soltar, descubrir las polaridades de aquello que nos bloquea. Cada uno de nosotros somos capaces de ver y reconocer cuáles son las emociones que se han densificado, las que hemos guardado y las que no nos permiten seguir adelante.

Eugenio, un hombre sensible y solitario, que conectó enseguida con el álamo temblón y nos hizo partícipe de lo que él llamó una conversación con un amigo:

—*Viejo amigo, las heridas de mi corteza son como tus canas y tus arrugas. Relájate chaval, vas bien. Respira, no te lamentes del pasado y mira al futuro. No te importe mostrar tus arrugas. Eres como eres. La Vida sigue. Llueve, siéntete bendecido.*

El álamo temblón nos suelta en la corriente de la Vida. Nos invita a seguirla sin obstruirla. Nos estimula a descubrir que las energías estancadas han construido una presa que embalsa nuestra energía vital, y que por tanto por más comprimidos multivitaminas que tomemos no recuperaremos el tono vital. El contacto con el temblón produce efectos físicos a nivel de intestinos, es decir, nos ayuda a purgar las emociones enquistadas, dejar lo viejo y empezar de nuevo.

EL TILO: MAESTRO DE LA DULZURA Y DE LA TERNURA

*E*l tilo es un árbol omnipresente en la península ibérica como ornamental en parques y jardines así como en calles y avenidas. En Bilbao, había un tilo llamado Tilo del Arenal que fue todo un símbolo de la ciudad desde su plantación en 1809 hasta su caída, a causa de un vendaval en 1948. Y en Barcelona, en el Parc de la Ciutadella encontramos el Passeig dels Til·lers. En el pueblo castellonense de Coratxà, cercano al Parc Natural de la Tinença de Benifassà, tienen plantado un tilo en el centro del pueblo que es un orgullo de la población. Se trata de un árbol plantado por un maestro a principios del siglo XX.

Es el árbol nacional de las repúblicas de Chequia, Eslovaquia y Eslovenia. Precisamente, en Chequia hay el tilo de hoja pequeña de Lipka (Horní Bradlo, región de Pardubice) que cuenta con 800 años de edad y nominado como árbol europeo del año 2017. Aunque el ejemplar más viejo de este país sería el tilo de Klokočov, en la Meseta Checo-Morava, cuya edad se estima en mil años y conocido también como tilo de Carlos ya que, según la leyenda, bajo su copa descansó el emperador y rey checo Carlos IV.

En algunas ciudades hay una nutrida población de tilos como en Berlín y su llamado Paseo bajo los Tilos y en municipios como Benasque hay árboles emblemáticos, donde un ejemplar notable ocupa la plaza del ayuntamiento. En estado silvestre el tilo no forma bosques propiamente, sino que se mezcla con otras especies. En nuestro país encontramos dos especies silvestres que viven en zonas de montaña y se observan hasta los 1.200 metros de altitud.

El tilo de hoja grande (Tilia platyphyllos) es la especie originaria de la Europa central y lo encontramos en la zona norte de la península desde los Pirineos hasta la Sierra Cantábrica, pero también en los montes de Cuenca. En la zona de las Pirineos catalanes se ha catalogado como árbol monumental el tilo de hoja grande de Reguerals de 10 metros de altura y 5 metros de perímetro situado en las inmediaciones del Parc Natural de l'Alt Pirineu. En Europa son diversos los árboles monumentales de esta especie. Señalamos el tilo de los jardines del palacio de Linderhof (Oberammergau, región de Baviera, Alemania), de unos trescientos años, que alcanza los 40 metros de altura. Otro tilo de esta especie muy viejo pero curioso es el del Arboreto de Westonbirt (Tetbury, condado de Gloucester, Reino Unido), pues se trata de un rodal de vástagos o rebrotes de tilo que según los expertos se calcula crecen desde un tocón que tiene dos mil años de antigüedad.

El tilo de hoja pequeña o común (*Tilia cordata*) es común en la Europa occidental y es una especie que en estado silvestre habitualmente va asociada a los robledales. Difiere de la otra especie, *Tilia platyphyllos*, por las hojas generalmente más pequeñas, con disposición alterna y forma de corazón pero con el limbo más regular, verde claro en el envés y con pelos rojizos en la axila de los nervios. El tronco tiene una corteza lisa que se agrieta con los años y, aunque de porte mediano, puede alcanzar hasta los 10-30 metros de altura. En España prefiere los climas templados, preferentemente de la cuenca del Mediterráneo y en el piso montano desde el nivel del mar hasta los 1.000 metros de altitud. Es un árbol que puede vivir muchos años, por citar algunos, el tilo de la capilla de Csíkszent Lélek (Leliceni, provincia de Harghita, Rumanía), que con un tronco de un perímetro de casi cuatro metros se calcula tiene 500 años y fue distinguido por la Unión Europea como Árbol Europeo del Año 2011 (*European Tree of the Year*).

Ambas especies de tilos se han empleado como árboles ornamentales, aunque es habitual variedades híbridas. Son árboles que se caracterizan por la densa sombra que proyectan y porque las hojas secas cuando se caen en otoño constituyen un rico nutriente para los suelos. Es muchas ciudades europeas, es un árbol común en calles y jardines públicos.

Las flores del tilo son hermafroditas, sus florecillas desprenden un olor muy suave. Forman inflorescencias en corimbo insertadas en una bráctea que se asemeja a una hoja en forma de lengua, pero de color verde pálido. Estas brácteas sirven para que el fruto pueda volar con el viento y de este modo se disemina la semilla. Cada inflorescencia contiene entre 3 y 5 flores. Las flores y la bráctea poseen diversas sustancias aromáticas así como varios aceites esenciales, entre los cuales, el farnestol es muy apreciado por los perfumistas. Las flores también son ricas en taninos, glucósidos, azúcares, gomas y vitamina C y evidentemente se le atribuyen propiedades medicinales desde la Antigüedad. El tilo es asimismo un árbol muy buscado por las abejas, precisamente por esa esencia azucarada que convierte a la miel de las flores del tilo en un gel dulce y aromático.

Así pues, el tilo común une a su hermosa presencia como árbol ornamental su preciado y popular uso herborístico. Las infusiones y tisanas de sus flores (brácteas incluidas) se recomiendan en casos de angustia, crisis nerviosas e insomnio, por sus propiedades antidepresivas y sedantes. Sin embargo, hay que advertir que una ingestión en exceso de la flor de tilo produce el efecto contrario, causa insomnio y euforiza.

Un árbol de leyenda

El tilo es uno de los árboles legendarios en muchos lugares de Europa. Un árbol que siempre ha estado muy cercano a los seres humanos. Aparece una clara mención a él en la mitología griega, y en concreto en el mito de Filemón y Baucis. Éste cuenta que un día Zeus y Hermes se presentaron disfrazados de mendigos en un pueblo y pidieron alojamiento. Todos los vecinos les negaron la ayuda, excepto un matrimonio formado por el campesino Filemón y su esposa Baucis. Filemón se dio cuenta de que eran dioses, pues la copa de vino nunca se vaciaba por más que bebían, de modo que, pensando que la comida que les habían ofrecido no estaba a su altura, les ofrecieron el único ganso que poseían. En aquel momento, los dioses desvelaron su condición antes de que sacrificaran a su único ganso. Acto seguido, les dijeron que subieran a lo alto de una montaña sin mirar atrás y que les pidieran un deseo. Los ancianos pidieron estar unidos para siempre.

Cuando llegaron a la cima, el matrimonio vio su pueblo cubierto por las aguas, y en este lugar construyeron un templo en honor a Zeus, en el que vivieron hasta su muerte. En ese momento, Zeus convirtió a Filemón en roble y a Baucis en tilo. El roble y el tilo, enamorados, se entrelazaron como homenaje al amor de quienes habían sido en vida, personas honradas y generosas. Desde entonces, el amor y el valor divinos entrelazados, el roble y el tilo son el símbolo de la fortaleza y honestidad en el Amor y en la Vida.

El tilo era venerado ya por los viejos eslavos y germanos por su grandeza y longevidad, un árbol cuya vitalidad, según creen, debe a su sistema de raíces que le permite anclarse bien en la Tierra. Bajo su copa acogedora y protectora, se celebraban ceremonias de boda, ya que los antiguos druidas le atribuían cualidades mágicas de protección al matrimonio y la felicidad en la unión familiar.

Las leyendas sobre este árbol por toda Europa (Alemania, Polonia, Rumanía, Suiza, etc.) destacan su calidad de cuidado amoroso. Otro tilo de leyenda está en Alemania, se trata del tilo milenario del duque Tassilo, ubicado en el monasterio de Wessobrunn y que se calcula que se plantó en el siglo VII y, por tanto, sería uno de los más viejos de toda Baviera.

Este árbol simboliza la vida en armonía y la unión. La cualidad del tilo, la ternura y la dulzura, nos ayuda a encajar los acontecimientos de la Vida cuando éstos son traumáticos. Nos da serenidad y fortaleza de ánimo creando un puente desde lo más profundo de nuestro corazón para una comunicación más equilibrada y espiritual con la Vida.

En los momentos en que las parejas tienen problemas, este árbol ayuda aportando energía de confianza y reconciliación, puesto que su cualidad es ayudar a mejorar las relaciones y favorece el amor. En el tilo, realmente se expresa la soledad relacionada con la familia cercana, y más concretamente, con la necesidad no cubierta de la madre, de mamá.

La serpiente de Eva

A la mayoría de nosotros nos cuesta hablar de nuestra relación con los padres y más cuando se trata de la relación con la madre. A veces es un mezcla de miedo, o vergüenza ante lo que pueden pensar los demás, pero también de contradicción entre los sentimientos que tenemos hacia la figura maternal de la cual, en determinados momentos, nos sentimos prisioneros y en otros que la necesitamos.

El tilo nos coloca frente a nuestra relación con ella, sin que la persona pueda evitarlo. Realmente ha sido de los trabajos más duros que hemos vivido pues no hay sitio donde esconderse. Cuando damos permiso a este árbol te lleva sin engaños a ese lugar esencial de la relación con tu madre. Desde este lugar es evidente qué es lo que sientes, qué es lo que hay, qué se necesita entregar, hablar, poner en orden, gritar, pegar, llorar y llorar. Es sin duda uno de los trabajos necesarios que debe afrontar en algún momento todo ser humano.

En uno de los primeros grupos que vinieron se encontraba Maribel, residía en Alicante y en aquel entonces tenía unos cuarenta años, estaba divorciada y ha sido una de las personas más duras que recuerde ha pasado por los talleres.

En aquella ocasión, el tilo fue el tercer árbol, y durante todo el fin de semana manifestó una exagerada aversión hacia mi figura. Es decir, hacia la figura maternal que ella sentía que yo representaba, una mujer que los cuidaba, les daba de comer, les abrazaba si lo necesitaban y con la sabiduría precisa para dar la información necesaria. A pesar de ello, o precisamente por ello, Maribel, en cada ocasión que se le presentaba me hacía sentir su frustración y su rabia contenida.

El trabajo con los tilos nos resulta logísticamente complicado cuando el grupo es de seis personas, ya que sólo tenemos tres cerca de la casa y no hay más. Uno de estos tilos cercanos es un árbol magnífico y querido por nosotros, situado al lado de las ruinas de una casa abandonada en lo que debía de ser el patio y está rodeado por un muro de piedra e invadido por altas hierbas, ortigas, etc.

Maribel compartió grupo con tres mujeres que no se conocían. Cada una se fue a su árbol, y ella escogió el de más difícil acceso. Al cabo de cuarenta y cinco minutos, Joan lanzó su característico silbido para que vinieran al lugar de encuentro con el fin de compartir la experiencia. Cada una regresaba por un lugar diferente y la última en llegar fue Maribel.

Sabiendo nosotros el trabajo que pide el tilo, aunque me resultaba doloroso, intentaba entender y aceptar que me había tocado ser la imagen del arquetipo de la madre e intuíamos por dónde iba a ir el proceso y que no sería fácil. Para postre, como ya he dicho, Maribel eligió el árbol de más difícil acceso.

Se acercó corriendo, venía llorando y con una expresión entre asustada y gloriosa a la vez. Sin esperar su turno, empezó a hablar, sin parar iba narrando todo lo que había vivido, se expresaba de una manera totalmente distinta a lo que habíamos estado recibiendo de ella el fin de semana. Fue como si el cascarón que contenía todas sus emociones reprimidas se hubiera roto. Sin duda, fue una de las experiencias más espectaculares y clarificadoras vividas:

«Cuando iba caminando hacia el árbol, estaba segura de que, dado que del tilo sale la tila, me iba a dar calma, serenar mis nervios y que iba a estar tranquilamente esperando a que esto se acabe. Vaya, que sería un árbol fácil. Cuando he visto dónde estaba ubicado ya no me ha gustado nada pues tenía que saltar la pared y entrar a lo que parecía un patio tan lleno de maleza que el árbol casi no se veía. Entonces he empezado a sentirme disgustada y enfadada, a soltar tacos porque no sabía cómo ponerme.

»Primero estaba de pie y no lo podía abrazar a causa de las hormigas que subían por su corteza y las ortigas que lo rodeaban. Tampoco tenía vista puesto que el muro de piedra que rodea la casa en ruinas no me dejaba ver nada. Al sentarme, tocaba las ortigas y, además, estaba lleno de piedras. Total, que cada vez estaba más y más enfadada y nerviosa, tanto que me estaba ahogando y de golpe me ha salido llanto, llanto como si vomitara.

»Luego, rabiosa, he empezado a dar golpes, puñetazos y no podía parar, no quería;, estaba enfadada con vosotros y me decía a mí misma: "¡Pues vaya con el tilo de las narices, vaya una calma que da…!".

»Pasado un rato he sentido que ya paraba toda la tormenta interna de rayos y truenos que estaba viviendo y, como por arte de magia, me he sentado y para mi sorpresa incluso me he apoyado cómodamente en el tronco del árbol. Y entonces, con los ojos cerrados me he sentido como si estuviera en el cine, proyectando en una pantalla una película en la que podía percibir colores, el azul del Cielo y del mar. En medio de esta inmensidad había una barquita flotando, era un mar en calma, con un oleaje rítmico que me mecía y me transmitía absoluta paz en el corazón.

»En mi visión, veía el horizonte y un Sol inmenso de color anaranjado, en una escena llena de colores de un atardecer precioso, y su visión me inspiraba amor y belleza. Completaba mi escena un bebé. Sí, yo era un bebé envuelto en colores dorados, anaranjados, un bebé acunado en este barquito por las dulces olas que me mecían, mientras oía el susurro del sonido de esas olas…

»Ay, me acuerdo de mi madre, de los sentimientos de amor y enfado que me despierta constantemente, siempre entre el amor y la sumisión, toda mi vida se enfoca en lo que ella opina de mí y cómo necesito su aprobación y lo enfadada que estoy conmigo por necesitarla tanto.

»Poco a poco siento que los recuerdos o la mente se calman y lloro dulcemente, entiendo todo sin palabras y siento cómo la quiero, a pesar de todo. Entonces y sin esperármelo, he oído una suerte de silbido; primeramente, no entendía que lo estaba oyendo con los oídos físicos y no le daba importancia, pero seguía oyéndolo y cada vez más alto y me parecía que era un bufido amenazador, así que al final he abierto los ojos. Aunque yo no quería salir de ese momento que estaba viviendo, al abrir los ojos los he dirigido hacia el lugar de donde procedía el silbido.

»Justo en la pared del muro que estaba al lado del tilo, por una de las hendiduras que hay entre las piedras, salía la cabeza y casi todo el cuerpo de una pequeña serpiente, de su boca yo podía ver perfectamente su lengua viperina y me decía: "Levántate y vete de aquí, tengo que salir y tú estás en medio de mi paso, no quisiera picarte con mi veneno, vete".

»He comprendido que tenía que levantarme, en silencio, con calma, sin espavientos y, mientras lo hacía, he entendido claramente lo que me ocurre con mi madre y el porqué de nuestras constantes peleas sin sentido».

Maribel había percibido con toda claridad que su tormentosa y envenenada relación con su madre, sin motivos aparentes, sólo podía reconducirse desde la calma, desde la paz del corazón; desde ese bebé que hasta entonces sólo había sabido llorar y patalear desde su barquita flotando en un mar en calma, sin entender que aún en la distancia ella la quería.

Hermosa bendición

El tilo es la energía que despierta memorias de la infancia, de cuando éramos un bebé. Es el recuerdo de una madre arrullando a su bebé en la cuna, meciéndolo. No lo tiene entre sus brazos, lo hace desde la distancia, el bebé, tú, permaneces en la cuna y, aun así, la madre, el tilo, es capaz de transmitir amor, calma y la seguridad de que todo está bien.

Pero ¿qué ocurre cuando ese momento lo integramos mal? Que hay resistencia, lucha, igual que un bebé que llora al dejarlo en la cuna, nos sentimos abandonados y conseguimos el efecto contrario, nos desesperamos, lloramos desconsoladamente y nos invaden sentimientos equivocados acerca del amor maternal.

La energía del tilo calma los nervios, nos da quietud, es dulzura, tranquilidad, protección y afabilidad, si lo dejamos actuar. Si nos resistimos, si no lo dejamos actuar, sucede, como he comentado anteriormente, el efecto contrario. Si tomas tila en exceso el efecto es de excitación, insomnio, te enervará en lugar de calmarte. ¿Cuál es la razón de ello? Su cualidad, su energía nos desconecta la mente, nos pone en estado de ensoñación, como cuando éramos niños, el tilo es un Ser luminoso que viene y se nos presenta con una presencia luminosa y por ello ilumina nuestra oscuridad haciéndonos ver esos sentimientos escondidos en las entrañas, de nuestro embarazo, de la gestación, de la relación posterior con la madre, seas un hombre o una mujer.

Si observamos un tilo desde la distancia, apreciamos su forma redondeada, su copa es como una casita en la que te puedes refugiar bajo ella. El tilo nos habla de esa necesidad de protección, de cuanto necesitamos saber que ella está ahí, para acogernos, animarnos y ayudarnos. Nos habla desde nuestra parte de hijos, desde nuestra parte de niño que se resiste a crecer, a madurar, a aceptar que nuestra madre física nos pueda fallar.

Acercarnos a un tilo en momentos de soledad, cuando tenemos sentimientos de amargura, falta de alegría, nos aporta calor y ánimo para mejorar nuestra relación con las personas cercanas. Fijaos que aquí no hablamos de soledad y falta de alegría relacionada con el miedo, ni falta de Luz interior, como sería el caso del pino.

En los grupos que hemos tenido, siempre que ha salido el tilo ha provocado grandes crisis, no por él en sí, sino por las relaciones en general complicadas y conflictivas que las personas han manifestado con sus respectivas madres.

Es curioso que lo que más necesitamos, esa seguridad en la Vida, tiene que ver con la base en la familia y si percibimos que esa base nos falla todo lo que nos ocurre es como cuando llueve sobre mojado. El querer mirar y aceptar ese caos en nuestra base, en nuestra relación con mamá, es algo que por experiencia he comprobado que nos cuesta y que si podemos evitarlo lo evitaremos, buscaremos en otras relaciones, en el trabajo, en nuestra familia creada el Amor y la seguridad que no hemos sentido o hemos creído no tener en ella.

Luisa, de unos cuarenta y tantos años, divorciada, vivía con su madre y con un hijo adolescente, según nos confesó, no sabía cuál de los dos la volvía más loca, si la madre o el adolescente. Ante este panorama, el hecho de que saliera en la lista el tilo no me sorprendió. Luisa era una persona de pocas palabras y no le gustaba demasiado mostrar sus sentimientos.

Después de su contacto con el tilo, estaba muy seria y lo que nos explicó de su experiencia hizo que se diera cuenta de hacia dónde le gustaría enfocar su vida.

Nos dijo que el contacto con la información proporcionada por el árbol había sido rápido. Estaba pasando un fin de semana muy bueno y para nada pensaba en su madre ni en su hijo. Por eso, nos comentó:

—*Me extrañó que después de estar cómodamente sentada y apoyada en el tronco del tilo empezaron a venirme imágenes de mi madre y de mi hijo. Decidí dejarlas venir y esperar, confiando en que era lo que necesitaba. Las imágenes me mostraban cómo la manera autoritaria y posesiva con que mi madre actúa me afectan a mí y a la relación que tengo yo con mi hijo. No me ha gustado nada. Es algo que ya sabía, pero verlo desde fuera me ha convulsionado, sobre todo porque no sé cómo voy a mejorar o cambiar las relaciones.*

Cuando Luisa y las compañeras acabaron de compartir sus respectivas experiencias, nosotros les dimos, como hacemos habitualmente, las claves del árbol con el que han trabajado para volver nuevamente a él. A su regreso del tilo, Luisa estaba más animada, se sentía envuelta por un estado de calma mental y esperanza que le otorgaba claridad para reconocer que toda su familia tenía posibilidades y cualidades para afrontar el reto de aceptarse y comprender las circunstancias que estaban viviendo.

El encuentro con el tilo ha sido excepcional y sanador para todo aquel que se ha dejado inundar por su energía. Especialmente las mujeres que han trabajado con él, han sanado su relación con la madre y gracias a la bendición del Ser de luz que es han sentido sanación hacia ellas mismas como madres de sus hijos.

EL ENEBRO: MAESTRO DE LA IDENTIDAD Y LA PACIENCIA

*E*l enebro (*Juniperus communis*) es un árbol de la familia de las Cupresáceas y, por tanto, al ser una conífera también es perenne, o sea que tiene hojas verdes todo el año. Este árbol destaca en la familia a la que pertenece por ser de un porte modesto si pensamos en los cipreses con los que está emparentado. Es, pues, un árbol que habitualmente lo observamos más bien en forma arbustiva, aunque puede alcanzar siete u ocho metros, pero normalmente no pasa de la forma arbustiva.

La mayoría de los representantes de la familia Cupresáceas tienen hojas escamosas y apretadas al tallo como por ejemplo sucede en la sabina, la tuya, que son del mismo género *Juniperus*.

El enebro es, por lo tanto, la excepción en la familia pues no tiene las hojas escamosas, sino que son aciculares de entre 1,5 a 2 cm, puntiagudas colocadas helicoidalmente verdes por debajo y con una raya gris-blanca en el haz o cara superior. Esta característica de las hojas es lo que distingue al enebro de su hermano de las zonas más cercanas al litoral, el cada (*Juniperus oxycedrus*), que tiene dos bandas blancas en la cara superior de sus hojas.

Así pues, de las dos especies de este árbol en España, el *Juniperus communis* es el que hemos trabajado en la Vall de la Pedra puesto que es la especie de zonas de montaña mientras que la especie *Juniperus oxycedrus* o cada habita en las regiones costeras y las colinas secas y sin rebasar los 1.000 metros de altura. Así que el enebro y el cada se distinguen no sólo por las rayas blancas o grisáceas de la parte superior de sus hojas sino también por el hábitat. Raras veces se mezclan.

Las flores femeninas y masculinas se disponen en árboles diferentes y sus frutos son bayas carnosas que pasan del color verde al negro o azul violáceo, los cuales tardan unos dos o tres años en madurar. El color del fruto también es un carácter que distingue el enebro del cada, pues en este último son de color rojizo-marrón.

Como árboles del grupo de las coníferas son también resinosos y aromáticos, pero precisamente el origen del género *Juniperus* (derivado del celta *jeneprus*) alude al carácter rudo y áspero al que sus hojas punzantes también contribuyen. Además es una especie muy polimorfa, puesto que como especie colonizadora en las zonas de montaña adopta incluso formas casi enanas y aplastadas para sobrevivir a los vientos y quedar, además, cubierta del manto de nieve para no helarse.

Probablemente, el enebro sea uno de los árboles-arbustos más difundidos en la zona templada del hemisferio septentrional puesto que está presente tanto en el matorral mediterráneo como en zonas de montaña, prados o bosques. A partir de las variedades silvestres se han conseguido algunas variedades ornamentales, de porte vertical o rastrero y su follaje puede ir desde el gris azulado al azul.

El cono (gálbulo) tiene el aspecto de una baya verde, durante el primer año y azul oscuro desde el segundo y tercer año cuando definitivamente son maduras. En las bayas carnosas del enebro encontramos unas tres semillas, llamadas técnicamente arcéstidas, de las cuales se extrae una esencia utilizada en medicina para combatir alteraciones del estómago y los síntomas del resfriado. Los frutos se usan también para aromatizar ciertos platos como el chucrut o guisos con carne, aunque su principal aprovechamiento es el de la fabricación del licor llamado ginebra. El enebro actúa favorablemente sobre el apetito y la digestión, pero la infusión de bayas se emplea como diurético y desinfectante de las vías urinarias (cistitis). Las aplicaciones medicinales del enebro son conocidas de antiguo y están descritas el libro de plantas medicinales griego, el *Dioscórides*.

La esencia de enebro se ha empleado como antiséptico, así como para purificar el aire quemando las arcéstidas (semillas). Su resina también se ha empleado como sustituto del incienso y todavía se usa para fabricar barnices. Su esencia está presente en toda la planta pero particularmente en las bayas donde es intensa ya que concentra varios de sus aceites esenciales. La homeopatía usa la tintura de bayas para un gran número de afecciones.

Dicho esto quiero hacer un apunte personal para recalcar que, en nuestra humilde opinión, es uno de los árboles más interesantes y necesarios. Se trata de árboles que están a nuestro lado, que crecen en espacios donde todavía el bosque está formándose y que con su presencia nos hacen partícipes de su energía y su cualidad algo que no puede sernos ajeno y que hay que agradecer.

La identidad con la que nos identificamos tiene que ver con aquello que reconocemos como hogar, cuando no tenemos clara nuestra identidad, el sistema inmune del cuerpo, que es nuestra casa, se resiente. Así que el tener claro cuál es nuestro territorio, está relacionado con el sistema urinario, igual que hacen los animales marcando su territorio con la orina nosotros necesitamos saber cuál es nuestro territorio en las relaciones familiares, en el trabajo, en nuestro entorno. Las virtudes diuréticas del enebro tienen también que ver con ayudar a encontrar el territorio propio.

Los adolescentes son el reflejo más claro de cómo nos comportamos cuando no tenemos identidad ni territorio. Un adolescente necesita reconocer el terreno, saber quién es, marcar el territorio y en principio no sabe hacerlo de otra manera que siendo agresivo y marcando distancia, pero si se le habla con suavidad y respeto, se puede llegar a él. ¡Si lo hacemos directamente y detecta falsedad, hipocresía, mentira, entonces pica!

Alguien tiene que hacerlo

A simple vista, su cualidad más característica son las hojas en forma de pincho que no sólo parece que pinchen sino que pinchan y mucho. Puede parecerte agresivo si acercas tus manos y al querer acariciarlo te pincha. Y lo hace si te acercas a él de frente, de golpe, sin avisar. Sin embargo, si te acercas con suavidad y, en lugar de enfrentarlo directamente, introduces tus manos de manera que lo acaricias con las hojas en la dirección del sentido de los pinchos no sólo no te pinchará, sino que te dará a entender que no es agresividad, sino que lo que le proporcionan los pinchos es protección. El enebro nos muestra nuestra relación con los demás.

Es evidente que vivir, vivimos. Y hacer cosas, las hacemos, pero la cuestión clave es desde dónde las hacemos. Hay muchas personas que saben lo que quieren, seguras de sí mismas y fieles a su brújula interior. Se trata de personas que han sabido dirigir su vida, sus relaciones o su trabajo hacia donde han querido, son líderes innatos, se puede confiar plenamente en ellas porque transmiten esa confianza y seguridad que tienen en sí mismas.

Son personas que expresan claramente su identidad y saben cuál es su papel en esta existencia, que son fieles a sí mismas y por eso el contacto con ellas despierta en nosotros admiración y a su vez seguridad. La proximidad con estas personas nos contagia de su seguridad, nos sentimos acompañados con sus consejos o sus indicaciones, en definitiva, sentimos que estamos bien guiados.

En la otra cara de la realidad hay personas que viven su día a día con una sensación interna de infelicidad, tristeza, frustración y en un estado permanente de queja e insatisfacción sin saber cuál es la razón. Estas personas inseguras muy a menudo viven la vida con amargura y el conflicto es una constante en ellas. Precisamente es esa necesidad imperiosa de su Ser por mostrarse y la frustración de no lograrlo la que hace que vivan las experiencias con dolor y rabia. Y el contacto con el enebro para este tipo de personas se expresa precisamente agrandando la rabia o la insatisfacción interna.

No importa el género de la persona, cuando la energía del enebro llega es como una sacudida y te despierta, aunque en este primer momento a menudo la reacción inicial es la de sulfurarse airadamente con una energía de enfado y frustración.

Este fue el caso de Mercedes. Sus palabras tras regresar del enebro fueron:

—*¡Nada de nada! ¡No he sentido nada! ¡Estoy cabreada, me siento excluida en la vida, jodida, me siento como si algo no fuera bien en mí, no estoy en el lugar que me corresponde, no hay manera, siempre encuentro obstáculos…!*

Cuando recobró el aliento, todo el grupo la animamos y entonces di la información de quién es el enebro. Su cambio fue mágico. De golpe entendió que era al revés, que el enebro se había comunicado con ella, vaya si lo había hecho, la removió como si fuera un volcán y su lava interior la expulsara con su enfado.

Nuestra visión cuando ocurren estas explosiones es de admiración hacia la persona, ya que nos indica que se ha dejado inundar por la energía del árbol y lo que aparentemente pueda parecerles un fracaso, para nosotros nunca lo es.

En nuestra experiencia, ningún árbol como el enebro nos pone frente a la ignorancia sobre uno mismo con una contundencia inusitada. Es tal su potente energía al estar a su lado, tan claro su mensaje y su cualidad, que la mayoría de las veces que la gente ha trabajado con él han acabado enfadándose enormemente. Recuerdo a Javier, un joven treintañero, que se expresó con la vehemencia de la juventud al relatar su encuentro. Ni siquiera se sentó, en pie, delante de todos, desafiante, nos expresó su furia por lo que sentía:

—*Estoy furioso, siento rabia y un fuego que me quema, no entiendo nada, estoy desubicado, aquí, en el trabajo, en la familia, me siento solo y raro, todo lo que inicio es cuestionado y al lado del árbol lo único que oía en mi cabeza era: «Paciencia, paciencia, busca tu lugar en el mundo».*

Dado que el enebro es un árbol pionero su energía nos recuerda constantemente que es posible que no veamos el resultado de nuestras hazañas, el resultado del esfuerzo, eso es lo que les ocurre a muchas personas que están impregnadas de la energía del enebro sin saberlo, como le ocurría a nuestro joven amigo Javier. También él era un pionero y sentía que, a pesar de esforzarse continuamente, no recibía el agradecimiento que esperaba ni tampoco veía el final de sus proyectos.

A veces los pioneros por muy seguros que estén de sí mismos y del proyecto que inician, sea el tema que sea, no lo perciben en su dimensión finita.

Me viene a colación aquí la experiencia de Carlos trabajando con los enebros de al lado del río. Carlos ya había estado con nosotros en otras dos ocasiones, un hombre que trabaja en asuntos sociales y de protección a la infancia, de pocas palabras, más bien serio, y desde que lo conocemos, no puede evitar expresar su profunda preocupación por los demás y de cómo puede ayudar. Experimentado como era se fue a entregarse sin más a la experiencia. El enebro no le defraudó, Carlos regresó conmovido al punto de reunión para compartir su experiencia.

No habló de la apariencia externa del enebro, nos contó que se arrastró entre las ramas para acceder al centro y así poder tocar el tronco y que pudo sentarse en el cómodo espacio interior que encontró. Entró en comunicación inmediatamente con su enebro.

Vio imágenes de su vida cotidiana como si fueran imágenes de guerra, siempre esforzándose, luchando y sintiendo que nunca recibía reconocimiento y cómo esa carencia le dolía, haciéndole ser una persona seria y silenciosa.

El enebro le habló:

—*Tú das el primer paso, alguien tiene que hacerlo. Estás aguantando el peso de los demás, allanando el camino para que cuando ellos lleguen se encuentren que tú los has guiado hacia un lugar de reposo, de confort, en el que los cuidas y alimentas.*

Era, pues, el reconocimiento, la camaradería que le transmitió energía de seguridad, fortaleza, confianza y serenidad en medio de su caos.

Encuentro entre florecillas

Aunque aparece discreto a los ojos humanos, el enebro es un árbol excepcional ya que integra la Luz y nos la ofrece con una gran fuerza que impacta en nuestro interior. Todo él nos da la imagen de una gran fuerza de anclaje. Cuando uno se acerca a un enebro y lo contempla con serenidad, sin duda nos llama la atención su belleza, una belleza que no es muda. En el trabajo con él, nos habla, nos enseña cómo hacer para estar bien enraizado y saber cuál es nuestra identidad, nuestro territorio.

Si sabes quién eres, no tienes miedo de nada, sabes que el Universo se ocupa de ti y tienes la certeza de que hagas lo que hagas todo irá bien.

Como árbol aventurero que es, busca nuevos espacios para habitar, conquistar nuevas tierras, su energía nos confiere valor, fuerza, valentía y alegría para descubrir, viajar, y teniendo clara nuestra identidad, sentirnos protegidos y seguros. El enebro nos ayuda a encontrar en nosotros la cualidad de pionero. Éste direcciona o, mejor dicho, alinea nuestra fuerza para que ésta apunte hacia donde queremos dirigir esa cualidad y donde queremos ser pioneros.

Jordi llegó al taller cuando todavía le faltaba poco para el gran cambio de renacimiento que la Rueda Maya preconiza sucede a los 52 años. Un hombre amante de la Tierra como pocos, una persona que desde su juventud ha dedicado su vida a la causa social. Alguien que había sabido amar más al terreno que fertilizaba que a su propia persona. Un hombre cuyas relaciones de pareja habían sido siempre enriquecedoras, pero efímeras.

Por aquel entonces hacía diez años que se había divorciado de su segunda esposa. Estaba claramente en un final de camino vital y su espíritu le sacudía su cuerpo físico buscando encontrar su espacio. Llevaba una temporada en la que deseaba encontrar la forma para abrir la cremallera de su piel humana y dejar florecer lo que se había cultivado en su interior tras años de trabajo personal. Un hombre comprometido con su entorno y, sin embargo, falto de cariño. Acudió a uno de los primeros talleres que hicimos y de él ya he apuntado que trabajó con el pino.

Nos dirigimos a una zona concreta en la que se encuentran los enebros y al llegar Jordi se encaramó por una de las pendientes boscosas hasta que halló un enebro de unos dos metros que le llamó.

Tal y como nos contó, se sentó a su lado con respeto y rápidamente tuvo la sensación de que se había sentado con un viejo colega compartiendo la mesita de un bar. Hombre de letras anotó toda la «conversación» que nos leyó dejándonos un bello testimonio que claramente refleja este encuentro entre dos pioneros.

«—¿Soy pequeño?, ¿Raquítico?, como tú, colega. Perdido entre gigantes, pero haciendo mi tarea. ¿Acaso no la haces tú? ¿Te sientes desorientado? ¿Ves a mi compañero unos metros más allá? Es más alto, pero yo tengo dos troncos y te puedo dar dos visiones que es mejor que una.

¿Para qué quieres una solo visión? ¿Ves lo que tengo alrededor? Florecillas azules, del color que a ti te gusta, ellas crecen aquí porque les gusta. Tú también tienes florecillas que te rodean en tu vida. Los pájaros no se fijan en mí, pero ¿acaso importa? Los podemos escuchar. ¿Hace tiempo que no escuchas el canto de los pájaros, verdad? Ahora estás en el lugar ideal para escucharlos.

Ves, tengo una rama seca, como tú. ¿Me la puedes arrancar? Tú también tienes algunas. Nos afean, no es importante, pero arreglarse un poco está bien, aunque seamos de corteza pelona.

Mira hacia arriba, tengo una buena vista, ¿verdad? Detrás de las montañas de enfrente, sí a lo lejos, para qué ir más lejos si lo que te rodea, como a mí, ya nos gusta. Quizá simplemente es necesario aceptar.

Ves, el mirlo nunca hará un nido en mí, pero en mi corteza agrietada encuentra insectos que le gustan, igual que mis frutillos. Mira ahora tienes a toda una familia de mirlos rodeándonos, como si fuéramos de su familia. ¿Somos felices, a que sí?

Haces una buena tarea en tu vida. Continúa, estás en el lugar que te toca… y ahora continúa en silencio, con discreción, como yo, pero visible para los que se acercan, útil en este bosque al cual hemos dado Vida. Me ha gustado conocerte.

—Lo mismo te digo. No llores, nuestras lágrimas, las tuyas, las mías solidifican. Es una tarea dura. Un poco solitaria, pero agradable para mí, para ti, para este bosque, el nuestro.

Vivimos en un tiempo que pasará y quizás este boj más ágil que yo me trepará, pero yo estaba antes y tal vez en la próxima sequía él caerá, yo sólo perderé alguna ramita, como la que me has sacado.

Hemos de continuar. ¿Crecer? No es lo más importante. Por más pinos que me rodeen continuaré teniendo las florecillas azules a mis pies, como tú. ¿Volverás? No es importante.

Hemos tenido una buena experiencia. No importa que haya sido corta o larga, ha sido vital, pero qué he de explicarte que no sepas ya. Sé fuerte. Mira, ahora te llaman. Hasta pronto».

Cuestión o no de género

La energía del enebro vibra con la energía de quien se le acerca, remueve sus cimientos y hace que la persona se plantee cómo se siente, sea valorada, desubicada o si interiormente intuye que podría estar haciendo más de lo que hace o debería estar en otro sitio, puede que nos aboque hacia la frustración de saber que, aunque uno esté trabajando y dando todo lo que puede, no recibe la recompensa que cree merecer, lo cual nos desanima porque es algo que escapa a nuestra comprensión.

El enebro nos pone contra las cuerdas para que reconozcamos nuestra labor más allá de cualquier recompensa. Cada persona ocupa su espacio ya sea en la vanguardia o en la retaguardia y ninguna posición es mejor ni peor.

En este sentido, otra de nuestras participantes, en su experiencia nos relató que sólo vio una imagen, una corona de espinas, como representación del supremo sacrificio que realizó el Maestro Jesús.

Lo que sí es cierto es que muchos de los participantes nos han manifestado que la primera impresión es la de que el enebro es un árbol inaccesible, que pincha cuando uno se acerca demasiado o que se sienten rechazados e invitados a marchar. Otras personas se sienten invadidas por un gran enfado y al entrar en ese enfado consiguen entender que el enebro les está mostrando su comportamiento en general ante su entorno de Vida. Así que, inevitablemente, algunas de estas personas la siguiente pregunta que se han formulado ha sido: «¿Yo soy así de inaccesible, de arisco, me muestro así de independiente y que no necesito a nadie y, cuando se me acercan demasiado, pincho y los expulso de mi vida?».

Una de las chicas participantes nos expresó su frustración al verse a sí misma como el enebro. Había estado con uno solitario, enorme y sintió tanta tristeza al quererse acercar al tronco y no poder, que de golpe reconoció que ella actúa así con las personas cercanas. Nos dijo que reconocía que no dejaba a nadie entrar en su vida por miedo, que su entorno siempre la criticaba con una expresión común de: «Es que no hay manera, no hay quien te entienda». Esta reacción que puede ser comprensible en un adolescente y por tanto admisible y perdonable, resulta poco adecuada en una persona adulta a la que exigimos un comportamiento maduro. El enebro, simplemente, lo pone en evidencia.

A veces las palabras con las que los participantes expresan sus vivencias nos superan ya que éstas indican tan sólo algunos de los infinitos significados que afloran desde ellas. Así fue con María, una mujer divorciada, con una hija mayor y que se enfrentó a la rabia contenida en su ser por razones de género y que el enebro hizo aflorar desde el inicio.

Antes de visitar los árboles, les explicamos cómo son físicamente y sin dar detalles de su cualidad. En el caso del enebro hay una diferencia muy evidente respecto al porte entre el enebro femenino y el masculino. Los masculinos se distinguen porque no producen las bayas típicas que sólo se encuentran en los pies femeninos.

María estaba dudando entre diferentes enebros. Se sentía atraída por uno de ellos, pero era el único que no tenía las típicas bayas verdes y azuladas. Así que dudaba si quedarse a su lado porque lo veía diferente a los otros enebros al no tener ninguna de estas bolitas moradas o verdes que les habíamos descrito. Así que miraba y remiraba a su árbol, pero se sentía impelida a quedarse aun cuando quería marcharse. En su corazón sentía claramente: «no dudes, quédate».

Justo en aquel momento pasó Joan y viéndola dudar frente a su enebro le confirmó que lo era aunque no tuviera frutos, simplemente, estaba frente a un enebro masculino. En aquel momento, María sintió claramente el último ruego:

—*¿Te quedas?*

Y le contestó:

—*Ohhhh, y tanto que me quedo, no sé qué es lo que me encontraré, pero sí me quedo.*

En su testimonio reconoció entender por qué había dudado frente al enebro masculino:

—No lo elegí yo a él, sino que él me eligió a mí.

Y nos compartió su percepción:

«Siento rabia, frustración, abandono, me siento excluida. Hay cosas del pasado que llevo incorporadas y todavía las siento. Tengo un nudo en el plexo, en la boca del estómago.

Hay una masía vecina cerca de donde estoy y están cortando leña con una motosierra eléctrica que hace mucho ruido. ¡Maldita máquina que no deja que me concentre! Quizá tendría que darle la vuelta y entender que yo también tengo que cortar con este pasado tan doloroso.

Mi energía no fluye, la siento estancada en el plexo. Parece que el enebro tiene ojos que me miran y finalmente siento que me habla:

—No pasa nada, no tengas miedo, yo te ayudaré a vaciarte de esta rabia y de este dolor.

Creo entender que la energía masculina no es mala, que debo dejar de sentirme víctima y aprender del pasado, abandonando todo lo que no soy capaz de digerir.

Le pido que me llene de energía para dejar de tener miedo a abrirme a nuevas oportunidades y experiencias, porque el Universo sólo me enviará aquellas para las que esté preparada. Le agradezco al enebro esta presencia cercana y siento que soy Luz, Amor y Vida.

Me dirijo a él y le digo:

—Tú eres un Gran Maestro para mí, me ayudas a sanar pensamientos y emociones dolorosas que forman parte de mi pasado y, aprendiendo esto, ayudo a sanar mi linaje femenino. Sé que me esperan nuevas emociones, nuevos inicios, orgullosa de estar aquí en la Tierra y de sentirme VIVA. GRACIAS.

»Tus hojas son pequeñas y pinchan mucho. Te quiero abrazar pero no puedo. De todas maneras, quiero hacerlo y lo hago. Todos tus pequeños dedos se me clavan en el corazón y me duele, pero ahora ya sé qué tengo que hacer, me entrego al abrazo y siento que ya no me presionas ni me ahogas, sencillamente, me abrazas.

Puedo entrar dentro de ti y con sorpresa me encuentro un lecho suave y blando de musgo y hierba, realmente es impresionante. De la apariencia externa de pinchos, al lecho suave y tierno que es donde tú estás anclado.

Me enseñas a reconciliarme con la energía masculina y me explicas que necesito de ella y que ella también necesita de la mía; la integro para explotar a la Vida. ¡Gracias!».

El enebro es un árbol ***pionero***, que se implanta en una pradera o terreno árido en el que todavía el suelo no es muy rocoso y con poca manta, donde la vida vegetal es incipiente. Su llegada es como la del pionero, la del rastreador, la de la avanzadilla que reconoce el terreno, antes de que se inicie la verdadera conquista del bosque. Con la fortaleza de sus raíces y sus hojas va agrietando el suelo rocoso y rellenándolo de la materia orgánica de las hojas que suelta. Así lo prepara para que con el tiempo, cuando él ya ha crecido, pueda también dar sombra a la vegetación que podrá crecer bajo su regazo y en el que podrán encontrar refugio pequeños animales que se sienten acogidos entre su tronco y las ramas.

En el interior de su porte los pájaros pueden hacer sus nidos que estarán protegidos por los pinchos de sus hojas y, además, les da sombra y refugio. El enebro con sus bayas alimenta a todo aquel que quiera degustarlas, pues son dulces, muy buenas y tonificantes. Sus bayas son igual de apetitosas para un pajarillo, un pequeño roedor silvestre o para el excursionista que se encuentre cansado y sediento. Son un buen remedio de urgencia.

Decir también que la cualidad de pionero implica otro atributo: el del sacrificio por los demás. Los mismos árboles que gracias a la sombra y la protección del enebro han podido crecer y expandirse serán los que al crecer lo asfixiarán y dejarán sin sol ni luz hasta que, lentamente, el enebro se irá apagando hasta secarse. Ése es el gran sacrificio de este inmenso y magnifico Ser, da su Vida por el otro y la da sin quejarse, sabiendo de antemano que ha de ser así.

La satisfacción del deber cumplido

Recuerdo la preciosa vivencia de Alejandro que expresa perfectamente cuál es el espíritu de un pionero. Alejandro es un amigo nuestro, de unos cuarenta y tantos, un hombre curtido en mil batallas, como se suele decir. Había estado en todo tipo de experiencias, de trabajo personal, de aventuras en la selva, de experimentar en lugares místicos, etc. En su encuentro con el enebro, según nos comentó al compartir su experiencia, se encontró con las mismas situaciones que en su Vida.

Eligió un enebro oculto por grandes árboles. Se fijó desde lejos en ese enebro porque le pareció que estaba enfermo. Al dirigirse hacia él, una de las compañeras le llamó y le pidió ayuda para acceder al que ella quería ya que le costaba llegar. Alejandro la ayudó.

Cuando dejó a la compañera bien situada, regresó para ir en busca de su enebro, pero de camino otro compañero le pidió que lo acompañara, pues no conseguía encontrar un enebro de su gusto y no quería ir solo, así que sin dudarlo lo acompaño, le ayudó.

Finalmente, a la tercera, Alejandro consiguió acercarse a su enebro y al sentarse a su lado observó claramente que era un árbol que se estaba secando por falta de Sol. Se había arrimado a un enebro que ya había completado la misión de colonizar, de ser el pionero y, ahora, la sombra de los pinos que había ayudado a crecer lo estaba ahogando. Lo más asombroso para Alejandro es que percibió que su árbol estaba contento, tenía en su interior la alegría inmensa de haber realizado la misión que se había propuesto y haberla cumplido. Su prado se había convertido en un bosque, sentía alegría por el trabajo bien hecho. El enebro le decía que nosotros tenemos que hacer como él:

—*Todos tenemos el fuego concentrado en el interior de nuestro ser y su fuerza nos permite ser pioneros, aunque no encontremos la comprensión de nuestro entorno; por eso siempre que tenemos un fuego interno nos po-*

demos servir de él para iniciar proyectos que parecen imposibles a ojos de los demás.

Alejandro nos transmitió que el enebro le decía que es bueno que mostremos nuestra identidad al mundo, que no debemos esconderla, que debemos mostrar lo que hacemos y reconocer y aceptar nuestra misión en el mundo. Su mensaje tenía un precioso colofón:

—*Te deseo que cuando seas viejo y adviertas que llega el final puedas sentir la inmensa alegría que yo siento ahora.*

De alguna manera, ya podemos ver cuál es su enseñanza. La energía del enebro nos da la serenidad de entender que eso es así y aceptar con calma la incomprensión del entorno, es decir, no esperar la aprobación constante de los demás y actuar desde la fidelidad a lo que sentimos.

Un poema al final del camino

A veces llegan al taller personas comunes cuya historia personal apenas se deja entrever. Éste era el caso de Jaume, un hombre comprometido desde jovencito con la causa ecológica, una persona que a sus más de 55 años buscaba encontrar la paz consigo mismo, de saborear ya el dilatado legado que ha dejado. Un hombre siempre pendiente de los demás, una vida dedicada al bien común y que en aquella ocasión vino más como acompañante pues era su tercera vez en los talleres. Sin embargo, su presencia tan sólo llegar al valle se dejó sentir con fuerza y en la terna de los árboles para el grupo el enebro salió como el árbol colofón de aquel taller.

Aunque sucede raras veces en alguna ocasión son los árboles del valle los que se postulan para asistir a un grupo concreto de participantes al taller. En aquel julio de 2014, al final del sábado no dejé de sentir la llamada de un grupo de enebros que están cerca de un arroyo y que son los que a menudo visitamos. Y en este caso, de entre ellos sobresalió la llamada contundente de uno de ellos. Uno de estos ejemplares imponentes, un pionero impasible al avance del bosque, un árbol satisfecho y firme. Este árbol en concreto me pidió que Jaume se acercara a él. Llevamos a los participantes al grupo de enebros cerca del arroyo y Jaume se sentó al lado del árbol que había lanzado su invitación con su libreta. Al volver no tenía un mensaje, sino un homenaje. Sin duda, es uno de los testimonios más impresionantes que he vivido. Jaume, entre lágrimas y con una lectura entrecortada, nos leyó las palabras que el enebro le había susurrado con una presencia y claridad que dejó un profundo impacto en él y en todos los que compartimos su experiencia.

Deja morir la historia del hasta ahora.
Deja morir cada rama que has hecho crecer.
Deja morir las hojas que te han dado el alimento hasta ahora.
Deja morir las capas de corteza y suéltalas.
Deja morir la voluntad de estar siempre al frente.
Deja que el bosque te abrace, este bosque está en tu interior
y toda su esencia circula
por cada una de tus células.
Deja que las lágrimas te abran el camino como un riachuelo que nace de las
gotas de lluvia
y resbala por la pendiente.
Deja que un herbazal te rodee y te acompañe.
La Luz abraza el aire, pero también se ciñe sobre la Tierra.
Deja que los pies miren la Luz y la cabeza se funda en la Tierra.
Es la hora de renacer con la firmeza que has forjado a lo largo de estos años.
Yo era el que estaba al borde del risco, ahora estoy dentro del bosque.
La Luz está en mí como lo está en ti y en todos. Entierra tu oscuridad en el
bosque, haz que el aliento que te da Vida respire más y más despacio.
Ahora cada detalle vibra en ti y la serenidad es atreverse a ponerte
frente a ti mismo.
Deja morir los aprendizajes y exprésate con la cabeza en la Tierra y los pies
en la Luz. Túmbate y sé feliz, como siempre.
Exprésate sin miedo.
Ya has fertilizado la Tierra con todo el Amor que has dado.
Es hora de recibir y saber pedir.
Gracias por dejarme expresar y por la energía que siempre dejas fluir.
Sé en ti».

Tras aquella experiencia, Jaume inició un camino personal para que todo su compromiso social encontrara ya el final merecido.

Debo decir también que pocas veces he sentido tanta plenitud rodeada de mis árboles, por su implicación y sobre todo por su sabiduría. Sé que no es un árbol fácil puesto que su fuerza proviene del interior de la Tierra, de su centro extrae la fuerza de la concentración y la perseverancia. Es el elemento Fuego en espíritu, el cual está en su corteza, en el aroma de su resina y en las agujas de sus hojas Es un árbol que nos habla de la pasión de vivir, recordemos que las bayas tardan de dos a tres años en madurar, lo cual nos muestra su preciosa cualidad: la de la paciencia. La paciencia también por el autorreconocimiento de saberse pionero.

EL FRESNO: MAESTRO DEL INTERCAMBIO Y EL EQUILIBRIO

*E*l fresno es un árbol de hoja caduca de la familia de las Oleáceas (de las cuales el olivo es quizás la más conocida) y comprende unas sesenta especies. La más común en los bosques europeos es el fresno (*Fraxinus excelsior*), aunque en la zona mediterránea de la península ibérica encontramos otra especie muy parecida, el fresno de hoja estrecha (*Fraxinus angustifolia*). El fresno común se distingue de éste por tener las yemas muy oscuras, casi negruzcas y sus hojas mayores algo pelosas por el envés, con más dientes en las hojuelas que nervios y sus frutos algo más anchos. El fresno de hoja estrecha, por su parte, tiene las yemas marrón y con los dientes de las hojuelas o folíolos hacia fuera. En España, y aunque de forma muy localizada, en la zona de Levante se encuentra otra especie, el fresno de flor (*Fraxinus ornus*). Los fresnos son árboles comúnmente cultivados también como árboles ornamentales y por tanto presentes en parques y avenidas.

El fresno es un árbol erecto y robusto que habita en la cercanía de los cursos de agua puesto que sus raíces prefieren los suelos donde el nivel freático del agua sea elevado. También podemos encontrar fresnos en los fondos de valle húmedos y más raramente en umbrías. Se reconoce porque su porte tiene una peculiaridad que lo distingue, sus ramas que primero ascienden, se curvan hacia abajo y vuelven a ascender, de forma que sus puntas miran hacia el Cielo.

Es un árbol que puede alcanzar los 25 metros de altura y junto con el roble es uno de los últimos árboles en brotar, puesto que es temeroso del frío. Tiene un follaje denso, lo cual ya nos habla de su especial relación con la Luz ya que las hojas del fresno se abren hacia ella, pero sin atraparla ni absorberla, la tamiza y deja que resbale a través de sus hojas. Precisamente por esto, el color de sus hojas es de un delicado y precioso verde limón que cuando las atraviesan los rayos del Sol producen una sombra ligera.

Su tronco se dirige hacia el Cielo recto como una flecha en su juventud y este porte va abriéndose en la madurez hacia una forma más esférica. Es un árbol vigoroso, de crecimiento rápido y no acostumbra a vivir más de 150 años. Desarrolla una raíz central profunda de la que parten las laterales y guarda una especial simetría vertical entre su parte aérea y la subterránea, manteniendo el equilibrio entre sus necesidades de agua y de luz. El fresno es un árbol magnífico, sus raíces se hunden en el mundo subterráneo y sus ramas llegan hasta el Cielo.

Sus hojas son compuestas, esto quiere decir que están compuestas por hojuelas unidas con un largo pecíolo. Así que en cada hoja en realidad hay de 9 a13 pares de folíolos u hojuelas anchas con bordes dentados colocados frente a frente unidas por un rabillo al pecíolo único, en el extremo del cual hay una hojuela. Sus hojuelas han sido empleadas en la medicina popular por sus propiedades diuréticas y antirreumáticas e incluso laxantes; y en infusión se consideran efectivas en la artritis y las crisis de gota.

Las flores son muy precoces y se disponen formando ramilletes opuestos. Son florecillas poco vistosas y pequeñas, en cambio, el fruto (en forma de lengüeta) está dotado de un ala para facilitar su diseminación por el viento, que mide de 2 a 4,5 cm y tiene un color amarillento que madura al final del verano. Las sámaras (frutos) forman un ramillete muy característico y bien visible que evoluciona de color verde claro hasta el tono castaño claro cuando maduran en otoño. Persisten en el árbol tras la caída de las hojas.

La madera de fresno ha sido muy apreciada desde la Antigüedad tanto por su resistencia sobre todo a la putrefacción por agua así como sobre por su elasticidad. Los mejores mangos de herramientas se hacían con fresno y también se ha empleado en la construcción de barcos. En la tradición celta es uno de los tres árboles sagrados de los druidas, pues algunas de sus varas mágicas eran de la madera del fresno, precisamente por la luz que contiene, y una almohada hecha de hojas frescas servía para estimular sueños conscientes o psíquicos.

El fresno está gobernado por el Sol y relacionado con el Agua, y por esto tiene la habilidad de unir los extremos opuestos, de disolver la dualidad. En la mitología escandinava el fresno es considerado como el árbol del Mundo, la lanza de Odín se hizo con la rama de este árbol. En la tradición celta se le considera el árbol de la Vida y es uno de los que ocupan o simbolizan el Calendario Sagrado de los Árboles que se basa en las trece lunas.

Saber recibir para poder dar

Las raíces del fresno se hunden en el mundo subterráneo y sus ramas ascienden hacia el Cielo, considerando además que la vida en la Tierra se crea a partir de los árboles y bajo su sombra se cobijan los primeros seres humanos. Se asocia con los rituales oceánicos y los viajes espirituales. Es un árbol relacionado con la esencia y la energía de los Elementos y lo Divino. «Como es arriba, así es abajo». En la tradición celta forma parte del grupo de árboles sagrados que los dioses nos donaron para que no olvidáramos nuestra esencia divina. El fresno era considerado como la contraparte femenina del Árbol del Todo, mientras que el roble era la del principio masculino. El fresno encarna, pues, para la tradición celta la Madre del Mundo que lo abarca todo, y en él se encuentra el alojamiento más amplio.

El fresno es amigo del hombre, nos conecta con nuestra verticalidad y de esa manera también nos invita a dar nuestra Luz. Es la imagen de este intercambio entre lo interno y lo externo. Nos invita a la comunicación, a saber recibir para poder dar.

En su relación con el agua, este árbol la eleva impulsada desde las raíces por su tronco hacia las ramas y las hojas para entregarla finalmente al Cielo como si fuera fuego, como un geiser dulce. Y contribuye, por tanto, al intercambio tierno entre la Tierra y el Cielo; ése es su atributo principal.

Está relacionado con las fuerzas espirituales del Universo, por lo que está indicado para aquellos que quieren saber más y la búsqueda espiritual es su objetivo, más que la búsqueda de la conexión con la Madre Tierra o la Naturaleza, incluso más allá de la conexión con los árboles.

En ese sentido, hablando de Dios, una participante claramente nos dijo que había sentido estar en la presencia de Jesús y cómo él le había lavado los pies.

Otra chica nos decía:

—*Yo no soy religiosa, pero todo el rato me venían imágenes de Jesús, de María, no lo entiendo.*

Y en otro grupo, uno de los chicos más jóvenes se refirió al fresno en términos semejantes:

—*Me ha parecido que era el árbol del pequeño Buda, no me importa si lo es o no, lo he sentido así, he disfrutado de su presencia, de la Luz, de la Vida.*

Sin duda, las experiencias con el fresno no son fáciles de transmitir, de hecho, son de las más difíciles de compartir. Eso tiene que ver con el espíritu de este árbol, que nos pone en contacto con lo más íntimo de cada uno. Por eso cuando hemos trabajado con él advertimos a los participantes que hay cosas que sólo son para uno mismo y lo que es secreto, es secreto.

Cuando decimos que el fresno es el Árbol de la Energía Crística, no nos referimos a algo religioso, sino a ese Oro del Espíritu que nos insufla Amor, conocimiento, fuerza. Cuando nuestra conciencia humana se conecta a estas energías superiores adquiere información superior, se activan procesos de autosanación y nuestro Ser a un nivel superior transmite al resto del cuerpo un mensaje luminoso de paz, de gozo.

Una de las participantes al acabar el encuentro tras su trabajo con el fresno nos legó su conclusión:

—*He recordado un escrito que dice así: «No hay Amor suficiente para llenar el vacío de una persona que no se ama a sí misma».*

Entre las aguas del perdón

Este árbol nos conecta con la Energía Crística, más allá de los conceptos y las religiones. Es el árbol en que la persona conecta con lo que llamamos culpa. En ese sentido, el fresno nos lleva por el río de las aguas del perdón. Este árbol permite que el Oro del Espíritu transforme lo denso en fluido.

Hemos tenido experiencias muy profundas con el fresno. Invariablemente, después del trabajo con él, los participantes se dirigían al río que está situado al lado del bosque de fresnos con los que trabajamos. Sin haber dicho nada al respecto, es curioso un ritual característico para la mayoría de los participantes: acercarse al agua del arroyo y sumergir los pies en su curso para entregarle desde el respeto más profundo e íntimo las culpas, el dolor, los miedos. Al reunirnos para compartir, hemos sido testigos en más de una ocasión de cómo nos han regalado, entre lágrimas y sentimientos de amor, sus experiencias de reconciliación, con ellos mismos o con algún suceso o persona.

Teresa era una joven muy emocional, transmitía una sensibilidad que la desbordaba, por eso, me alegré de que el fresno fuera uno de los acompañantes del fin de semana.

Su experiencia tuvo un tinte casi épico, por el contenido y sobre todo por la forma de su relato que se asemejó a una narración. De hecho, su relato fue una de las experiencias más largas que nos han contado. Habitualmente, el contacto con este árbol acaba en transmisiones más bien escuetas, por lo normal es a base de pequeños flashes, siempre dirigidos al mismo tema, la culpa y la necesidad de perdón, de la madre, del padre, de un amigo, de uno mismo, de Dios.

Pues bien, Teresa, tal y como nos relató, se sintió de inmediato acogida por la energía del árbol y al cerrar los ojos entró en una visión, como si se tratara de una película. Estaba en un vasto desierto, donde la arena era como un inmenso océano en el que caminar. De pronto, detrás de una duna apareció un río que le llamó la atención por lo insólito de su ubicación, pero se acercó y se sentó en la orilla del mismo.

Nos reconoció que no tenía sed, sólo estaba cansada e invadida por una inmensa pena que sobresalía del propio desierto. Allí sentada lloraba sin saber por qué. De pronto percibió que se le acercaba alguien. Cuando ambos estuvieron frente a frente éste la invitó a que se metiera en el río. Teresa obedeció casi sin pensarlo e impulsada por un sentimiento ingobernable. Sin embargo, una vez estuvo en medio del lecho de agua, el torrente empezó a aumentar de caudal. El agua inicialmente le presionaba con fuerza en las piernas, luego su fuerza aumentó y las piedras que arrastraba le herían también las piernas y la hacían tambalear. Estaba muy asustada y buscó un rama donde asirse, pero no podía, cada vez que intentaba alcanzarlas la corriente se lo impedía y la hundía más y más.

Azotada por ese torbellino de corriente sentía una voz que le decía:

—*No luches, déjate llevar por la corriente, fluye con el agua, ella te cuidará, entrégale tus miedos, tu culpa, deja de darte golpes en el pecho con el «mea culpa», déjate lavar por sus aguas y siéntete perdonada… El agua te llevará a un puerto seguro.*

Teresa dudaba pero finalmente nos dijo:

—*Así lo hice, como si fuera una balsa de rafting, me dejé llevar corriente abajo y cuando esta visión parecía una pesadilla, súbitamente, el mismo agua me acercó a la orilla, al fin pude salir, me estiré en la tierra y finalmente descansé.*

EL ESPINO ALBAR: MAESTRO DEL AMOR INCONDICIONAL

*E*l espino albar (*Crataegus monogyna*), también conocido como majuelo, es un arbolillo de aspecto arbustivo que pierde la hoja para pasar el invierno y se ramifica profusamente. Puede llegar a medir entre 6 y 10 metros de altura, aunque lo normal es que no pase de los 3 o 4 metros. Tiene el tronco pardoceniciento y resquebrajado con forma sinuosa, más alto que ancho, y su corteza es gruesa y estriada y se vuelve nudosa con los años.

Sus ramas están repletas de espinas cortas y afiladas. Sus hojas simples, en disposición alterna, son lobuladas y varían ligeramente entre las situadas en las partes más altas respecto a las más inferiores que pueden ser casi enteras. Las hojas aparecen tras la floración del árbol y se abren entre abril y mayo en manojos de color verde. Una de las características más singulares de este arbolillo es la explosiva floración que colma de flores de blanco inmaculado toda la copa. Las flores, con un largo pedúnculo, forman ramilletes que llegan a doblar las ramas debido a su peso. Son flores olorosas y sus cinco pétalos redondeados forman una pequeña estrella. La blancura de éstas atraen a cantidad de abejas, moscas y multitud de otros insectos alados. A los humanos nos atrae y nos fascina la belleza que nos transmite este arbolillo durante el momento de la floración. Conocedor de la espléndida belleza de sus blancas flores, éstas quedan bajo la protección de sus fuertes espinas aguzadas.

Los frutos, llamados majuelas, son globosos y ovoides del tamaño de un guisante y a finales del verano cambiarán su color verde por un rojo intenso y encendido que contiene un solo huesecillo. Al llegar el otoño y cuando sus hojas ya están cayendo, el espíritu del arbusto permanece latente en el rojo oscuro de sus frutos que contienen una elevada dosis de vitamina C, tan escasa y necesaria en los períodos invernales. Las majuelas crudas tienen un sabor ligeramente ácido y son harinosas, sin embargo, su sabor mejora a medida que avanza el invierno y parece ser que acaba madurando con las heladas. Estos frutos rojos que permanecen en el arbolillo cuando éste está desnudo frente al rigor invernal son su último regalo y es entonces cuando entendemos la grandeza del espino albar, ya que es de los últimos árboles en retirarse cuando llega el frío del invierno. Cuando todo parece ya dormido, él continúa ofreciendo frutos maduros que muchos pajarillos y mamíferos forestales podrán degustar para afrontar el frío y la soledad del invierno en la montaña. Por contra, cuando vuelva a retomar la vida con la floración es el aviso de que no habrá más heladas.

En su manera de crecer muestra que no es un arbolillo invasor, pero tampoco se deja invadir, siempre encuentra la manera de abrirse su propio espacio. Debido a esta cualidad de adaptación, el espino albar no tiene una forma característica, y ésta se adapta según su entorno así que puede ser redondo, o más alargado, y tiende a ramificarse muy pronto, formando una copa de ramas espinosas y torcidas extendiéndose en todas direcciones.

Es muchas zonas boscosas coexiste con otras especies arbustivas como el rosal silvestre, los endrinos o la retama, y casi siempre crece debajo de robledales u bosquecillos de ribera y lo encontramos sobre todo tipo de terrenos, desde el nivel del mar hasta por encima de los 1.800 metros de altura. Vive en las pendientes pedregosas de las montañas, y a veces forma setos espesos más o menos intrincados en los claros y linderos del bosque. En la península ibérica encontramos otras especies de este género como el espino navarro o majuelo de dos hueso (*Crataegus laevigata*), de hojas con lóbulos aserrados, que es una especie propia de la Europa central y que en la península la encontramos creciendo espontánea sólo en el País Vasco, Navarra, La Rioja y zonas aledañas. Es una variedad común como ornamental que se emplea en jardinería.

El espino albar indica crecimiento y salud. Contiene taninos, flavonoides, aceites esenciales. La infusión de sus flores secas se suele llamar la «valeriana del corazón», pues ayuda en problemas cardiovasculares y sus efectos son suaves y útiles a largo plazo. Refuerza, retarda y regula el latido del corazón, a la vez que se emplea en caso de palpitaciones, para regular la menopausia y en general para dolencias relacionadas con la circulación de la sangre.

Está considerado como símbolo de fertilidad. Tradicionalmente se usaba en las bodas, pues refleja la unión de las fuerzas de la Naturaleza. Sus flores tienen un aroma ligeramente afrodisíaco y se consideraba que aumentaba el deseo sexual y la fertilidad. En la tradición celta el espino albar era la morada de las hadas por excelencia, ya que se ofrece como un magnífico y bien defendido palacio vegetal.

Es el árbol de la Divina Madre, de *Stella Maris*. Es el enigma de la encarnación del Amor incondicional, del Amor Divino aquí en la Tierra, amor que hay que proteger Es la fusión del Amor a la Tierra y la perfecta unión Cielo y Tierra, el matrimonio entre el yin, el principio femenino, la Tierra, la penumbra, la pasividad y la absorción y el yang, el principio masculino, el Cielo, la Luz, la actividad y la penetración. Nos comunica con el mundo mágico de los seres del bosque. Da Amor, ayuda a curar las heridas del Alma, cuando nos falta alegría, Amor y perdemos la confianza en la Vida.

Si estamos atentos y relajados, nos invita a la regeneración, a entender que no es el sufrimiento el que nos hace crecer. Su cualidad nos permite la transmutación y nos muestra cómo sin necesidad de ser, ni convertirnos en personas amargadas o agresivas, podemos realizar la sutil alquimia del sufrimiento. De este modo, las pruebas de la Vida se tornan en Amor, fuerza poderosa que transforma el sufrimiento en belleza, como hace el espino albar.

Si nos fijamos en el porte de este arbolillo observaremos que las partes más viejas de sus ramas ya no tienen espinas. Ha realizado la alquimia, en un mismo espino albar podemos encontrar ambos estados, juventud y vejez, ramas jóvenes, rebeldes, impetuosas y ramas más viejas, con flores y sin espinas. Observamos, pues, la madurez que expresa la belleza desde la calma, la aceptación, la comprensión de eventos del pasado… algo que todos, llegado el momento de la edad madura y anciana, nos gustaría expresar.

El espino albar nos abre a la posibilidad de renovar el corazón, nos da esperanza para abrirnos a algo nuevo, a florecer.

¿Por qué tiene espinas? Dicen que quien más Luz da, más sombra tiene. Para el ser humano, el camino del corazón nos lleva a pasar por el dolor y de este modo facilitar su transformación en Amor. El espino albar unifica dos aspectos, el horizontal de la Tierra y el vertical del Cielo. Las personas sufrimos cuando nos paramos en la horizontalidad y el Alma nos pide seguir hasta la verticalidad, donde está el corazón. Su energía es dual, por lo tanto, equilibra los opuestos. Nos gusta dar y también recibir Amor.

Desde el fondo del mar

Por lo general, los participantes nos suelen comentar el sentimiento de sentir que les da Luz, mucha Luz, de tener presentes los retos y la lucha en la Vida diaria y sus dificultades. El trabajo con el espino albar facilita que se pueda percibir la Vida con lucha mostrando como hay otros caminos y siendo conscientes de los dos movimientos, el vertical y el horizontal. Hemos observado que la energía del espino albar ayudaba a llegar al equilibrio, a luchar cuando hay que hacerlo y a rendirse cuando toca.

En una ocasión, participó en el taller un matrimonio de unos cincuenta años. Él se definía muy protector de sus tres hijos. Era un hombre valiente y luchador y al que ese fin de semana le tocó trabajar profundamente su unión con la familia. En la mañana, de entrada, le dio de lleno en el corazón el espino albar. Profundamente conmovido, nos expresó su vivencia.

No apuntó nada en su libreta, y fue capaz de relatar lo vivido, como sólo podemos hacerlo cuando la vivencia nos toca el Alma y ésta ya no se olvida.

—*Permanecer inmóvil cuando toca. La impotencia no te puede dejar sin hacer nada, acércate a mí, siente el latido de mi corazón que es el tuyo. Haz sin esperar las cosas que tú favoreces. Continuidad para hacer cosas nuevas. Aprovechar las adversidades para nuestro crecimiento espiritual. Límpiate con mi energía.*

Por otra parte, no es menos cierto que el hecho de tener tantas espinas ha dado lugar a sentimientos de rechazo a nuestros queridos participantes. Entonces, el espino albar les ha puesto frente a los conflictos conscientes o no con las figuras del padre o la madre.

Carmen nos refería precisamente que el impacto de ver un árbol con tantas espinas y a la vez, tan bello con sus ramilletes de flores le hizo exclamar:

—*¡Cuántos pinchos tienes!, y he sentido que el árbol me reprendía: «¿Y tú?». He pensado que este árbol es como mi madre, flores y espinas, y que tal vez yo me esté volviendo como ella y me da rabia. Sin embargo, estar allí sentada entre las flores y las espinas me ha permitido sentir que era el momento de agradecer lo que mi madre me ha dado y no estar siempre reprochando lo que no me ha dado. Me he fijado que sus hojitas tienen forma de manitas como si tuviera unos deditos y he sentido que ahora es el momento de dar.*

Otros participantes han percibido más la vertiente más mágica, del espino albar. En estos casos no han faltado las percepciones de seres mágicos de la Naturaleza, del deseo de ver hadas. Recuerdo a nuestro buen amigo Pere, que después de su primer contacto con el árbol, nos comentó

—*¡Me da la impresión de que éste debe de ser muy buen amigo de Paracelso!*

Pero este aspecto más taumatúrgico lo ilustra una participante que sólo vio una imagen, la de ella sumergida en el fondo del mar, donde curiosamente había y sentía mucha Luz a la vez que podía saborear la sal y saber a ciencia cierta que allí moraba su Madre Interna. A este reconocimiento de la Madre Interna conectada con el mar se la denomina *Stella Maris*. Precisamente en Perú hay una pintura de esta figura saliendo de entre las aguas del océano vestida de mar, que es realmente preciosa.

La perla del corazón

Ya he contado que el espino albar nos muestra el yin-yang, y conecta el Cielo con la Tierra. Conecta con el corazón, con el espíritu.

Joaquín es un buscador, un hombre versado en la meditación, ya fueran técnicas de meditación Zen u otras, pero el contacto con los árboles no estaba entre sus conocimientos. Por este motivo vino. El impacto de su visita fue suficiente como para que unos días después nos enviara por correo electrónico la descripción de la experiencia. Creo que a esta perla vivencial del propio testimonio habla por sí sola.

«Todo iba muy bien, como decía, hasta que me topé con un árbol que yo desconocía, y me sorprendió negativamente su textura espinosa. Mientras que los otros árboles se habían dejado acariciar y abrazar, éste no permitía esa aproximación; mantenía a uno a raya y parecía un árbol poco amistoso. Cuando uno trataba de acercársele, éste lo enredaba con las espinas de sus ramas. No me gustó, me produjo rechazo, y a la hora de la puesta en común, expresé mi desdén por este árbol diciendo algo así como: "Éste es ese tipo de árbol que hace que los urbanitas odien el campo…". Quienes nos instruían se quedaron muy sorprendidos por mi reacción de rechazo, por la cara que ponían, me di cuenta de que la cosa era grave… y sin darme ninguna explicación me hicieron volver al mismo árbol, cosa que hice intuyendo que allí había algo más que un simple árbol lleno de espinas.

Me dirigí hacia el mismo árbol que me había producido tal rechazo. Era un arbolito de proporciones modestas situado en una vereda que descendía al lado de la carretera. Me aproximé a él con un sentimiento de expectación abierta: ¿qué podría evocarme ese árbol extraño sin apenas tronco? Me senté a su vera en un pequeño saliente de tierra y cerré los ojos para escuchar mi respiración y dejarme llevar.

Era una mañana apacible, todavía no apretaba el sol, soplaba una brisa agradable y me sentía muy bien. Durante un tiempo no ocurrió nada, pero al cabo de un rato comencé a notar en la cabeza como una pequeña nube de energía, que iba descendiendo de manera lenta y pesada, haciéndose cada vez más espesa. Al llegar a la altura del pecho, esa energía se había vuelto tan densa que ya me producía algo de dolor.

Y súbitamente tuve la visión interior (pues todo esto ocurría mientras permanecía sentado con los ojos cerrados) de que mi pecho se abría para liberar algo así como una perla reluciente, que pronto se transmutó en la figura de un niño bebé. En este punto de la experiencia, mis ojos se llenaron de lágrimas y me embargó un sentimiento de gratitud ilimitada.

Supe inmediatamente con absoluta certeza que algo se había abierto en mi corazón, y sentí que a través de esa abertura fluía una nueva energía, alegre y luminosa, y al mismo tiempo frágil, como la llama de una vela que puede apagarse si no es debidamente protegida de las corrientes de aire. No sabría decir cuánto duró esta visión, pero la sensación de contacto con esa nueva energía perduró y me acompañó durante días e incluso semanas. También tuve la certeza de que esa experiencia había sido un regalo del árbol con el que trabajaba. He de decir que el primer sorprendido por la experiencia fui yo mismo, y que en modo alguno me la esperaba. Aunque ya había hecho trabajos con Árboles Maestros, no esperaba que la mera presencia ante un árbol con una actitud de receptividad podría tener ese efecto visionario sentido como una experiencia física.

Aquella mañana de agosto, a la vera de la pequeña carretera que conduce a La Masía, me tocó la suerte de ser protagonista y testigo de una experiencia de comunicación entre dos reinos de la Naturaleza: el vegetal y el animal-humano. La comunicación no fue dialógica, sino un dar y un recibir unidireccional. El elemental del árbol entró dentro de mí para abrir mi corazón. Fue una experiencia gozosa –diría que cósmica– que me transformó y que agradeceré mientras viva, pues al abrir los ojos de mi corazón ha cambiado de manera irreversible mi manera de ser y estar en el mundo. ¡Gracias!

Al volver al lugar de encuentro, donde mis compañeros esperaban con actitud de respeto y cariño, expuse la experiencia vivida absolutamente emocionado Joan y Elena me ayudaron a entender que mi rechazo ponía de manifiesto una dinámica psicológica reactiva, que trataron de clarificar y que apuntaba a una relación problemática con mi padre; lo cual era absolutamente cierto, me dieron las explicaciones de cuál es la cualidad de este árbol y volví nuevamente a él, ya con otra energía, medité sobre la relación con mi padre y, al tiempo que le perdonaba sus insuficiencias, también me perdoné a mí mismo la rabia y el rencor que durante tantos años le había guardado. Tras esta reconciliación lo único que puedo añadir es nuevamente ¡Gracias!».

EL SAÚCO: MAESTRO DEL BIENESTAR, AUTOPROTECCIÓN

*O*riginario de Europa, el saúco (*Sambucus nigra*) es un arbolillo, a menudo en forma de arbusto que alcanza entre los 5 y los 9 metros de altura con la copa redondeada y muy densa. Otra especie del género presente en la península, pero que vive en las zonas de alta montaña entre hayedos y abetos es el sauquero rojo (*Sambucus racemosa*), que se distribuye por el cuadrante noroccidental ibérico y es un arbusto ramoso que sólo ocasionalmente se convierte en arbolito. Se distingue muy bien del saúco pues sus frutos maduros son rojos o anaranjados en lugar de negros. Finalmente conviene mencionar al yezgo (*Sambucus ebulus*), que podríamos confundir con el saúco pero que se distingue por ser una planta herbácea. Dicho sea de paso, su parecido con el saúco es notable, pero el yezgo es tóxico y el consumo de sus frutos puede producir trastornos graves por ser fuertes purgantes. El saúco fue llevado por los españoles a América y lo propagaron ampliamente, especialmente, ligado a la proximidad de las viviendas.

Es un arbolillo que a menudo crece torcido, que saca brotes por el pie, por la base, que a modo de chupones se yerguen para luego inclinarse. Conforme va creciendo, su corteza se va agrietando y su tronco es ramificado y rugoso. Las ramas disponen en su interior de una médula fibrosa fácil de extraer, de ahí que su nombre técnico hace referencia a la denominación griega de la flauta *sambuce,* que se fabricaba con las ramas ahuecadas del saúco. Sus hojas son compuestas formadas por 5 a 7 hojuelas dispuestas por parejas, con una impar en la terminación y se caen en invierno. Las hojuelas son algo lanceoladas, algo pelosas por la cara inferior y con el borde aserrado. La floración se da entre abril y julio, y se caracteriza por sus inflorescencias aplanadas o umbelas formadas por florecillas blancas menuditas y que son muy aromáticas desde abril hasta julio. Sus flores blancas de cinco pétalos con el tiempo amarillean y dan paso a unas bayas violáceas o casi negras que son tóxicas si se ingieren crudas. Sin embargo, las bayas hervidas permiten preparar un jarabe que es muy efectivo para aliviar bronquitis y resfriados.

El saúco tiene multitud de propiedades medicinales que eran ya bien conocidas por los griegos y romanos. Al cocimiento de las flores con azúcar, conocido como rob de saúco, se le atribuía el alargar la vida. La sabiduría popular afirma que para que sean efectivas las propiedades de sus flores éstas deben recogerse en las vísperas o el día de San Juan. También forma parte de la farmacopea ayurvédica y de los indígenas americanos. En cualquier caso, es un árbol con múltiples propiedades medicinales.

Vive tanto a nivel del mar como en alturas de montaña sobre los 1.000 metros. Tolera todo tipo de suelos, caminos sin asfaltar, amigo de las ortigas y las clemátides trepadoras, a menudo se le suele encontrar al lado de las casas de los pueblos de montaña. Se dice que se plantaba en las cercanías de las casas por la creencia de que las sustancias que desprenden sus raíces ahuyentaban los ratoncitos, topos y serpientes que pudieran vivir por los alrededores de las viviendas. También se dice que repele a los insectos dañinos.

Posiblemente los primeros habitantes de las solitarias montañas encontraron en su presencia esa cualidad que desprende de protección, de «árbol bueno» como se le llama en Cataluña, y por esa razón en casi todas las casas se plantaba un saúco. Por sus beneficios palpables a nivel medicinal (infusiones de sus flores para la tos), jarabe y mermelada de sus frutos y por esos beneficios invisibles de los que no somos conscientes, pero que somos capaces de intuir, se plantaba un saúco en la cercanía de la vivienda y no un chopo, por poner un ejemplo.

En nuestra Masía también hay un saúco que ahora es ya muy viejo. Al mirarlo, antes de trabajar con los Talleres de Comunicación con los Árboles, ya nos inspiraba esas ganas de abrazarlo y de demostrarle respeto. Este saúco está plantado en la parte trasera de la casa que es donde tenemos una mesa para comer, leer o tranquilamente disfrutar del paisaje que nos ofrece el entorno y descansar bajo su sombra recibiendo sus bendiciones.

El saúco es un árbol detector de patologías geobiológicas del terreno, y se dice que sus potentes raíces ancladas en la Tierra profundizan lentamente en el terreno y sanean las tierras contaminadas, extrayendo el exceso de humedad o de materia orgánica. Fija el nitrógeno atmosférico, bombea el agua de las capas profundas y calienta los suelos.

La aparición del Cristo Redentor de Corcovado

Si hay una imagen que nos pueda evocar la popular ciudad brasileña de Río de Janeiro es la estatua del Cristo Redentor situada en la cima del cerro de Corcovado, cuya escultura de 30 metros y 1.200 toneladas se considera una de las siete maravillas del mundo moderno. Lo último que hubiera esperado es que su imagen apareciera en nuestros talleres en medio del Pirineo. Pero así fue cómo la vertiente mágica del saúco lo permitió.

El saúco ayuda a limpiar energías ajenas de nuestro campo personal, especialmente de las personas sensibles e influenciables. El trabajo con su presencia nos libera de malos pensamientos y nos hace entrar en un estado de autoconciencia y nos advierte de que es lo que necesitamos. Incluso, y eso ya son palabras mayores, es capaz de liberarnos de entidades que se nos peguen y entregarlas a la Luz si sabemos pedirle a su parte más mágica cómo hacerlo.

La experiencia de Teresa con el saúco, una joven treintañera y dedicada precisamente a las terapias y el coaching, la sacó de su ensimismamiento. No la conocíamos ni sabíamos nada de su vida, vino sola y antes de iniciar el contacto con los árboles se comportaba de una manera distante con los compañeros e incluso con nosotros. Precisamente ella inició su trabajo con nuestro saúco de detrás de la casa. Este árbol fue el primero que trabajó por la mañana del sábado y tengo que reconocer y agradecer que así fuera, ya que nuestro saúco, tras la experiencia que compartieron, permitió que Teresa disfrutara de su estancia en La Masía el resto del fin de semana. El testimonio de esta joven fue conciso:

—*Su mensaje ha sido claro y directo, me ha dicho que no tenga miedo a entregarme, que abra los brazos y abrace. La fuerza viene de dentro, si la buscas a fuera te descargas. Descansa, escúchate, suéltate. La protección viene de dentro, no de fuera. Descansa en la entrega y dándote.*

Luego añadió:

—*Bajo la mirada de la imagen del Cristo de Corcovado me advirtió que reconociera la fuerza de mi corazón. He llorado por querer aceptar esa fuerza, reconocer que necesito liberarme de lo negativo y entregarme al Padre que acoge y sentir el gozo de vivir. He sido Uno con el saúco.*

Lo que sí es común es lo importante que es dirigirse al saúco desde la humildad, desde la necesidad de pedir consejo y saber que lo has recibido. Carlos, aparentemente, es un tipo fuerte y duro, físicamente grandote y alto, el saúco le permitió mostrar su faceta más escondida:

—*He necesitado pedirle ayuda: Ayúdame a liberarme de mis miedos, me siento muy vulnerable y me dolía el plexo solar… Ha sido divertido sentir que el árbol me decía: Está bien pedir ayuda cuando se necesita, deja de aparentar ser tan omnipotente ¡y haz el favor de pedir ayuda más a menudo!*

¡Pon orden en tu vida!

La mayor parte de este libro se ha escrito bajo el influjo del saúco, y puedo atestiguar que aporta serenidad y compañía. Es el árbol que te aconseja cómo comportarte en la Vida, es el Árbol del Bien-Estar. Su contacto ayuda a circular la energía y sobre todo es una gran ayuda para las personas que trabajamos en terapias energéticas.

El saúco tiene una vertiente que le acerca a un verdadero consejero. Alejandra nos comentó sorprendida que, sencillamente, estaba al lado del saúco, disfrutando de la calma del momento y sin darse cuenta se preguntó a sí misma:

—*¿Qué quiere decir estar alineado? Y sentí la respuesta en mi cabeza:*

—*Es poner orden en tu Vida, en todos sus aspectos de ella, reconocer el privilegio de tu paso por la Vida.*

Para Miguel, una persona con el don de la palabra, este consejo se expresó de una forma clara y lo recibió como si fuera un dictado:

—*Dejad circular la energía en vosotros, no os crispéis con las energías negativas. Retroceded un poco antes de avanzar de nuevo. No te guardes contigo lo que no te pertenece* [para nosotros era una clara alusión a dejar ir aquellas energías que no son nuestras]. *Sé tú mismo. Lleva una vida reglada, sana, cuida tu alimentación, tu espiritualidad. Satisface tus deseos esenciales y guarda el secreto de aquello que tiene que ser secreto. Tú eres hijo de la Tierra y del Cielo, irradia Amor.*

El saúco es un claro ejemplo que permite activar la capacidad de asombro que caracteriza la juventud de nuestra Alma.

EPÍLOGO

Cada persona es una experiencia vital única. La riqueza es esta suma infinita de vivencias que a veces nos sirve, otras nos reconforta y a veces simplemente la sentimos como un relato más.

A lo largo de estas páginas hemos esbozado algo que hasta ahora apenas se ha divulgado sobre la esencia de los Seres Árboles. Sus cualidades o atributos son aspectos que están vivos en nuestra esencia. La presencia de los árboles es la sombra que nos recuerda la Luz que tenemos en nuestro interior.

A modo de agradecimiento final

He hablado de los inicios, del porqué del libro, de cómo entendemos Joan y yo la energía de la Naturaleza y de aquello que nos pidieron los Árboles Maestros allá por el año 2014. Y ya es el momento de acabar.

Durante estos dos años y algunos meses, desde enero de 2015, hasta mayo de 2017, mientras he estado escribiendo, fuera aquí en Sabadell o en La Masía, me he sentido feliz y acompañada por la energía de La Masía, por mis queridos árboles, por los grupos de personas que hemos conocido. Todo ello ha entrado a formar parte de nuestra Vida ya para siempre. Para poder transmitir toda esta vivencia tuve que hacer un nuevo amigo: mi ordenador, a él también le agradezco su existencia pues yo era una persona que ni tenía tratos con la tecnología ni me interesaba. Hoy debo reconocer que se ha convertido en mi más fiel confidente sea la hora que sea. Estas últimas palabras emanan en el silencio de la noche, cuando son las dos de la madrugada y las musas han venido a soplarme el final del libro. Para este final, mi ordenador, sin quejarse, ahí estaba, listo y preparado…

Durante los meses que han transcurrido y en los que el libro iba tomando forma, releía las páginas para mostrarme a mí misma que lo que estaba escribiendo estaba conforme con los dictados de mi corazón, que nada es inventado. Mientras trabajaba en él, con la energía e ilusión del novato y humildemente reconociendo mis carencias en el estilo, en mi Vida cotidiana, junto a mi familia, como en la de todos, imagino, iban pasando cosas. Sucesos que a veces me dejaban en dique seco y transcurrían semanas sin poder escribir. Otros eventos, por el contrario, me insuflaban la fuerza necesaria para confirmar el deseo de que estas páginas salieran a la luz.

Los poetas y los cantautores escriben cuando el impacto de los sucesos y vivencias les sacude el Alma y la letra escrita cobra Vida.

«Vendrán días en que el peso que hoy te abruma se haga liviano.
Vendrán días en que ese peso ya no será carga sino bagaje.
Vendrán días, han de venir. Porque un Alma que alberga sentimientos viles no brilla y un Alma sin brillo es un tiempo marchito para quien lo soporta…».

Éste es un fragmento de una canción de Manolo García.

Para mí, la familia y las relaciones con las personas que la componen es algo a lo que le doy mucha importancia y por eso me afectan; ahí encontraríamos la energía del platanero. Cuando estamos juntos, siempre intento estar por todos, sean mis hermanos o cuñados, mis padres, mis hijos, que ahora ya tienen también sus parejas. Lo que años atrás era un desgaste físico y emocional, con el aprendizaje de las cualidades y energías de los árboles, hoy se ha convertido en un reto y una satisfacción cuando noto que estoy irremediablemente impregnada de ellos.

Hemos tenido pérdidas y vivencias que con el tiempo y el trabajo interno se convertirían en bagaje y dejarían de ser una carga.

Hacia el año 2015, teníamos unas buenas relaciones con un grupo de personas dedicadas al crecimiento espiritual, terapias y ese tipo de cosas que a nosotros siempre nos han fascinado. Estas personas querían formar algo con más peso y consistencia y no sabían cómo hacerlo. Nosotros teníamos la estructura y el marco legal que ofrecía la Fundación Icaros, y Joan, haciendo la comparativa de que éramos como un gran barco en el que sólo ocupábamos un camarote, con la generosidad que le caracteriza, ofreció compartirla.

Lo que sucedió tras aquella decisión sólo es comparable a lo que ahora ya sabéis que es un enebro, los mismos árboles a los que el enebro protege son los que le harán sombra y acabaran con él. Pues de alguna manera, eso mismo ocurrió. El grupo aceptó y sin poder parar el crecimiento del bosque, al tiempo dejamos de ser Fundación Icaros para ser Fundación My Life Design. Seguimos en el camarote, haciendo nuestros talleres, sintiéndonos como el enebro, pionero y generoso que ha dado su trabajo con la convicción de que el sacrificio ha sido para un bien mayor.

Mi tendencia natural es a sentir con intensidad y normalmente, hasta que vuelvo a recuperar mi estado más o menos de equilibrio, pueden pasar muchos, muchos días. Con esto sólo intento compartir que durante el tiempo que se ha gestado este libro las emociones de desconsuelo, de tristeza o de enfado por no entender me invadían a menudo, pero siempre ha sido más fuerte la pasión y la fuerza por plasmar todo lo que, espero, hayáis leído y os haya llegado al corazón.

Unas de las personas que más admiro y a quienes quería ofrecer y dedicar este libro era a mis profes de kinesiología, Juan Carlos Monge y Francesca Simeón. No podrá ser, mi querido profe sufrió en poco tiempo una devastadora enfermedad y murió. Su ejemplar del libro se lo llevaré a Francesca.

Ya para acabar, imaginaros qué terremoto emocional supone que a todo esto sumo que entre taller y taller también murió mi madre. Ella con su peculiar manera de entender la espiritualidad y la Vida conseguía bajarme de las nubes y colocarme en la Tierra con un directo «Sí, sí, eso es muy bonito, pero ¿ya has fregado los platos?». Y tenía razón, la sabiduría radica en lo sencillo y el sentido común. Como nos transmite el espino albar, equilibrio entre lo espiritual y la expresión física que somos, sin descuidar ningún aspecto de nuestra vida diaria.

Durante todo este tiempo, los árboles han estado aquí, todos, ninguno ha fallado, dando su abrazo silencioso, su apoyo, su constante: «Recuerda quién eres» a pesar de todas las cosas externas que nos ocurren. Os recuerdo el capítulo en el que hablo de las bolsas de procesionaria.

Esto que habéis leído son mucho más que palabras, ya que cada árbol, cada cualidad que os describo me ha ayudado, nos han ayudado y nos han hecho sentir ese sabor de la verdad y del Amor del que estas páginas son una expresión de palabras vivas. Y aquí termino, hay sucesos de la Vida que son duros, pero están llenos de información y aprendizaje y otros momentos y eventos, muchos más de los que a veces apreciamos son preciosos y llenos de Amor, mucho Amor.

Un día nos comprometimos con la Llamada de los Árboles Maestros que nos fue enviada y hoy os invitamos a participar de esta magia de la que este libro es sólo el tráiler de lo que la Vida, la Naturaleza nos ofrece. El libro se ha acabado, pero las experiencias continuarán mientras siga habiendo personas que acepten el encuentro con estos maravillosos seres y quieran vivir y sentir por sí mismas las experiencias que os hemos compartido de nuestros grupos.

Nada más. Un profundo agradecimiento a la Vida, a la música, a la familia y a todo aquel que consigue dibujar en nuestro rostro una sonrisa… La Sonrisa de los Árboles.

Hoy es 11 de mayo de 2017, y en la treceava Maya, coincide con el Glifo IK, viento, en el dibujo del Glifo vemos una cara que está sonriendo y que saca un poco la lengua. Simboliza el viento divino, las verdades divinas que siempre se habrían de comunicar con una sonrisa y susurrando…

BIBLIOGRAFÍA

*P*odríamos incluir una dilatada lista de libros sobre los árboles pues son centenares los títulos, especialmente para identificarlos o explicar sus usos. Esta obra que ahora terminas no es un libro convencional sobre los árboles. Esencialmente, insisto, es el fruto de nuestra experiencia personal, pero creemos que hay algunos libros que pueden ser complementarios para ampliar la visión que os hemos aportado.

Esta lista que os facilito a continuación no pretende ser exhaustiva sino tan sólo recoger aquellos que personalmente considero relevantes para toda persona que quiera adentrarse en el mundo de los árboles en las diferentes dimensiones que plantea cada una de ellas.

Abella, Ignacio: *La magia de los árboles*. RBA Libros, Barcelona, 1996.
—: *La memoria del bosque. Crónica de la vieja selva europea*. Editorial Integral, 2007.
Barniol, Joan: El Secreto de la Luz, edición digital a través de www.fundacion-icaros.org.
—: *El Nuevo Sol*, edición digital a través de www.fundacion-icaros.org.
Bouchardon, Patriche: *Las energías curativas de los árboles*. Editorial Sirio, Barcelona, 2000.
Fowles, John: *El árbol. Un relato sobre la naturaleza*. Editorial Impedimenta, Madrid, 2016.
Kooistra, Maja: *Communiquer avec les arbres. Expériences spirituelles entre l'Homme et la Nature*. Ediciones de Le Courrier du Livre, 2014.
Maclean, Dorothy: *Call of the trees*. Lorian Press, 2006.
Mancuso, Stefano: *Sensibilidad e inteligencia en el mundo vegetal*. Editorial Galaxia Gutemberg, Barcelona, 2015.

Monge, Juan Carlos y Simeón, Francesca: *La esencia de las esencias.* Vital, 1999.

Vázquez Molina, Gabriel; Herreros, Javier y Sarmiento, Marta: *Los árboles sanadores. Aprende a cuidarlos, conoce sus propiedades curativas y descubre su simbolismo.* Colección Sokoa. Txertoa Editorial, 2014.

ÍNDICE

Entrando en la inteligencia vital, a modo de prólogo 7
Introducción 13
    Un acto de amor explosivo 13
Primera parte. ¡Sorpresas te da la vida…! 17
    Rendirse a la evidencia 19
    Frente al Ser Árbol 21
    El viaje estacional de los árboles 23
    El punto de vista de los árboles 27
    La hora de la verdad 31
    Con la inocencia del árbol 36
Cómo trabajamos un fin de semana 41
    Toda pregunta tiene su respuesta 43
    Un ambiente propicio en un espacio acogedor 48
    Un reto a la intuición 50
Mensaje desde el centro del universo 53
    Personas altamente sensibles 55
    PAS 55
    La luciérnaga y la serpiente 57
    La rotura del bloqueo 58
Llegó la hora de hablar 61
    La casa llena de orbes 61
    La selva amazónica nos reunió 62
    La llamada de los árboles 66
Segunda parte. Nuestros Árboles Maestros 69
    El acercamiento a los árboles 70
    Los Árboles Maestros 73
    El día que te acerques a un árbol 75
    Una lengua universal 77

El pino: maestro de la luz interior 81
   La niña que dejó su monstruo al pino 83
   El periodista que bailó desnudo 85
   Frente a un anciano sabio 87
   Las palabras son tuyas, la información es mía 89
La encina: maestro del amor incondicional por la vida 93
   Los HEIA-HEIO 95
   La abuela encina 98
   El descubrimiento y el cambio 100
El roble: maestro de la fuerza 103
   El muérdago, administrador de energía telúrica 106
   El amante permanente 109
   Frente al padre 111
   Como la fuerza de un rayo 113
El avellano: maestro de la hermandad 115
   Todos somos Uno 116
   En el Templo de la Luz 117
   La escucha consciente 119
El platanero o plátano de sombra: arquitecto del cosmos 121
   La sombra de la ciudad 123
   El maná celeste 124
   Benditos los humildes e inocentes 126
El chopo: maestro de la verticalidad, conexión con el cielo 129
   Volver a la Tierra 131
   Lanzados al espacio en un cohete 133
El álamo temblón: maestro del contacto con el cielo 137
   Lavado emocional exprés 139
El tilo: maestro de la dulzura y de la ternura 145
   Un árbol de leyenda 147
   La serpiente de Eva 148
   Hermosa bendición 152
El enebro: maestro de la identidad y la paciencia 155
   Alguien tiene que hacerlo 157
   Encuentro entre florecillas 160
   Cuestión o no de género 162
   La satisfacción del deber cumplido 166
   Un poema al final del camino 167
El fresno: maestro del intercambio y el equilibrio 171
   Saber recibir para poder dar 173
   Entre las aguas del perdón 174

El espino albar: maestro del amor incondicional 177
    Desde el fondo del mar 180
    La perla del corazón 181
El saúco: maestro del bienestar, autoprotección 185
    La aparición del Cristo Redentor de Corcovado 187
    ¡Pon orden en tu vida! 188
Epílogo 191
    A modo de agradecimiento final 191
Bibliografía 195